Dialog im Krankenhaus

243 Interviews mit Ärzten und Pflegepersonal

Stephan P. Leher

SpringerWienNewYork

DDr. Stephan P. Leher
Jesuitenkolleg, Innsbruck, Österreich

Gedruckt mit Unterstützung der
Österreichischen Forschungsgemeinschaft.

Satz: Bernhard Computertext KG, A-1030 Wien

Graphisches Konzept: Ecke Bonk

Gedruckt auf säurefreiem, chlorfrei gebleichtem Papier – TCF

Mit 4 Abbildungen

Die Deutsche Bibliothek – CIP-Einheitsaufnahme
Leher, Stephan:
Dialog im Krankenhaus : 243 Interviews mit Ärzten und Pflegepersonal / Stephan Leher. – Wien; New York : Springer, 1995
ISBN-13: 978-3-211-82723-9

ISBN-13: 978-3-211-82723-9 e-ISBN-13: 978-3-7091-6904-9
DOI: 10.1007/978-3-7091-6904-9

Vorwort

Die vorliegende Arbeit entstand in der Spannung zwischen der begleitenden Beobachtung als Turnusarzt am Allgemeinen öffentlichen Landeskrankenhaus/Universitätskliniken Innsbruck und der Konzeption und Durchführung des sozial-empirischen Forschungsprojektes. Persönliche Erfahrung und objektive Forschungsarbeit sind, wie in der Einleitung beschrieben, die Voraussetzungen dieses Buches.

Im zweiten Kapitel der Arbeit stelle ich ein soziologisches Konzept vor, das sowohl die einzelne Person wie deren Arbeitswelt erfassen hilft. Das dritte Kapitel legt das Instrumentarium der Untersuchung – Interview und Fragebogen – dar, Kapitel 4 beschreibt den Weg der Interviewer hinein in die unnahbare Arbeitswelt des modernen Großkrankenhauses.

Kapitel 5 gibt kurz die objektiven statistischen Daten der Stichprobe wieder, Kapitel 6 stellt anhand von Interviewausschnitten die Methode der Auswertung in allgemein verständlicher Art und Weise vor. In den Kapiteln 7 und 8 stelle ich die Ergebnisse der Untersuchung dar, wobei ich versuchte, die Anliegen, auf die Anschaulichkeit der Beschreibung der Klinikwelt Wert zu legen und gleichzeitig die Anonymität der InterviewpartnerInnen zu schützen, miteinander in Einklang zu bringen.

Die Schlußbemerkungen in Kapitel 9 beschäftigen sich mit Anregungen zur Verbesserung des Sozialverhaltens in der Klinik.

Besonderen Dank schulde ich Univ.-Prof. Dr. Julius Morel, Ordinarius für Soziologie an der Leopold-Franzens-Universität Innsbruck, ohne dessen sorgfältige und geduldige Kritik meines soziologischen Verständnisses der Dinge, die vorliegende Arbeit nicht gelungen wäre.

Für die freundliche Hilfe von Herrn Univ.-Dozent Dr. Hermann Denz, die die präzise statistische Dateneingabe, die genaue Datenauswertung und die sachverhaltsgerechte Dateninterpretation ermöglichte, sage ich herzlichen Dank.

Herrn Univ.-Prof. Dr. Wolfgang Wesiack danke ich für die Ermunterung während der drei Jahre der Projektplanung und Durchführung, den Umgang der ÄrztInnen, Schwestern, Pfleger und Sanitätshilfsdienste untereinander und miteinander bei der Bewältigung ihrer medizinischen und pflegerischen Aufgaben in den Mittelpunkt der Untersuchung zu stellen, und gerade dadurch einen Beitrag zur Ethik in der Medizin zu leisten.

Inhaltsverzeichnis

Abkürzungsverzeichnis

AA	Assistenzärztin, Assistenzarzt
AKH	Allgemeines Krankenhaus Wien
DAF	Deterministisch-additive Form des Kontrollbewußtseins
DS	Diplomkrankenschwester
DPf	Diplomkrankenpfleger
EF	Externale Form des Kontrollbewußtseins
FA	Fachärztin, Facharzt
IF	Interaktionistische Form des Kongrollbewußtseins
LKH	Allg. öffentliches Landeskrankenhaus/ Universitätskliniken Innsbruck
SHD	Sanitätshilfsdienste
TA	Turnusärztin, Turnusarzt

1 Einleitung

Nach der Promotion zum Dr. med. im Jänner 1980 in Wien, nach dem Studium der Philosophie in Paris, der Theologie in Frankfurt und der Promotion zum Dr. theol. in Rom, trat ich im Oktober 1991 meine Turnusarztstelle am Allgemeinen öffentlichen Landeskrankenhaus/Universitätskliniken Innsbruck (LKH) an.

Mit Hilfe der dreijährigen Turnusarztausbildung, die mich durch zehn Kliniken führen würde, wollte ich einen Beitrag zur Ethik in der Medizin leisten. Dazu sollte das lebendige Buch des Arbeitslebens im Krankenhaus Ausgangs- und Bezugspunkt meiner Überlegungen werden.

Die Rolle des Turnusarztes eignet sich in besonderer Weise, Beobachtungen über das Klinkleben zu sammeln. Als letzter in der Hierarchie der Ärzte steht der Turnusarzt den Schwestern und Pflegern nahe und kann Zugang zu deren Gruppenleben bekommen. Der Turnusarzt hält sich meistens auf der Krankenstation auf, sein Bewegungsspielraum ermöglicht es, das Zusammenspiel von ÄrztInnen, Patienten, Schwestern, Pflegern, Angehörigen, Verwaltung, Sanitätshilfsdiensten, Reinigungsdienst, etc. zu beobachten.

Die Rolle des Turnusarztes am Universitätsklinikum ist durch klare Kompetenzen und Aufgabenstellungen, wie Anamnesegespräch, Erhebung des Gesundheits- bzw. Krankenstatus, Blutabnahme, Spritzendienst und Eintragen der Befunde in die Krankengeschichte, geprägt. Diese Routineaufgaben füllen die Arbeitszeit des Turnusarztes in den verschiedenen Kliniken in verschiedenem Maße aus. Ist es gering, wird die begleitende Beobachtung begünstigt. Durch die Möglichkeit, auch die scheinbar selbstverständlichsten Fragen zu stellen, kann dann mit fast allen Gruppenmitgliedern Kontakt aufgenommen werden. Wird die Arbeitszeit zur Gänze und darüber hinaus in Überstunden von dieser Arbeitsroutine ausgefüllt, sind diese Gespräche nicht mehr möglich. Freilich hat diese Rolle den Nachteil, nicht in das Zentrum der Entscheidungsprozesse einbezogen zu sein. Dem Turnusarzt gegenüber wird zunächst vor allem das «offizielle» Wissen der Gruppenmitglieder aktualisiert, das möglicherweise sehr viel handlungsrelevantere «inoffizielle» Wissen dagegen wird zurückgehalten[1].

In den ersten vier Monaten meiner Turnusarzttätigkeit, die ich an der Klinik für Innere Medizin begann, erlebte ich vor allem meine Überforderungen, das theoretische Wissen aus dem Medizinstudium in das praktische Wissen der Stationsroutinearbeit umzusetzen und mich im rauhen Klinikbetreib zurechtzufinden. Was die Sinnhaftigkeit meines Unternehmens, als Turnusarzt zu arbeiten, die Welt der Handelnden aus deren Perspektive zu erleben, ihre Weltsicht von innen zu erschließen und in der Distanz der externen Analyse einen Beitrag zur Ethik in der Medizin erarbeiten zu können, betrifft, äußerte ich zunächst mehr Zweifel denn Zuversicht[2].

Dies änderte sich, als ich während eines Nachtdienstes zum ersten Mal versuchte, einen Bereich der Arbeitswelt – die Organisation von Untersuchungen und Befunden auf der Krankenstation – etwas genauer zu untersuchen. Stationsschwester Lisbeth klagte mir ihre Sorgen und Enttäuschungen, durch Schreib- und Organisationsarbeit immer mehr von der Krankenpflege, der eigentlichen Berufung der Schwestern und Pfleger, verdrängt zu werden. Nun wollte ich die Ruhe dieses Nachtdienstes nützen herauszufinden, wodurch die häufige Hektik in der Tagesstationsarbeit eigentlich hervorgerufen wird. Wir gingen daran, sämtliche auf dieser Krankenstation der Klinik für Innere Medizin vorfindbaren Formulare zu sammeln um uns derart einmal die Fülle der zu leistende Schreib- und vor allem Organisationsarbeit bewußt vor Augen zu führen.

Allein die Routineformulare für einen Patienten ergaben eine Zahl von 22. Die Schwestern bzw. Pfleger haben zunächst mit dem Patienten das „Aufnahme-Befund-Blatt" mit den persönlichen Daten des Patienten, seiner Versicherung, Verständigungsadresse, etc. auszufüllen. Für Frühstück, Mittag- und Abendessen müssen pro

---

[1] Meinefeld, W., Ein formaler Entwurf für die empirische Erfassung elementaren sozialen Wissens, in: Arbeitsgruppe Bielefelder Soziologen, Kommunikative Sozialforschung. München 1976, 88–158, 113f.

[2] Zur Orientierungsproblematik des jungen Arztes am Allg. öffentl. Landeskrankenhaus/Universitätskliniken Innsbruck siehe: Pacher, M., Ein Sprung in's kalte Wasser. Aneignung von fachlichen Qualifikationen, klinikinternen Normen und ärztlichen Werthaltungen während der Turnus- und Facharztausbildung an einer Universitätsklinik. Unveröffentlichte Dissertation, Innsbruck 1990.

Aufenthaltstag je eine Essenskarte, für Pflegedokumentation und Krankengeschichte je ein Namensschild ausgefertigt werden. Ein eigener Zettel informiert über den Telefonanschluß und gibt die Zimmerdurchwahl an. Die Pflegedokumentation mit Pflegebericht, oraler und parenteraler Therapie, dem Visitenblatt mit den durchgeführten bzw. durchzuführenden Labor- und anderen Untersuchungen, etc., beansprucht 4 Formulare. Die Schwester bzw. der Pfleger hat die Krankengeschichte mit der Krankenkurve für den Arzt anzulegen. Der Turnusarzt füllt den Anamnese- und Krankenstatusbogen aus. Die Formulare für die Blut-, Liquor-, Harn- und Stuhluntersuchungen, je ein Formular für allgemeine Untersuchungen, auf dem wiederum bis zu 111 Einzeluntersuchungen – 50 Untersuchungen gehören wenigstens zur allgemeinen Routine – anzufordern sind, je ein Formular mit über 70 möglichen Sonderroutineuntersuchungen, der Antrag zu einer Elektrokardiogramm-Untersuchung, das Formular für Röntgendiagnostik und Computertomographie und die Zuweisung für die Routineuntersuchungen der Schilddrüse werden entweder von der Schwester oder einem Arzt – meist dem Turnusarzt – ausgefüllt. Jedes Formular muß mit einem sogenannten „Patientenkleber" gekennzeichnet werden. Die Untersuchungsergebnisse erreichen die Station wiederum auf mehreren Formularen, einmal im Computerausdruck und dann zur Übertragung und Einordnung in die Krankengeschichte.

Weitere 80 Formulare für Spezialuntersuchungen stehen dem Facharzt für Innere Medizin zur Diagnosefindung bzw. Überwachung des Krankheitsverlaufes, der Kontrolle der Therapie und des Heilungsprozesses auf der Krankenstation zur Verfügung. Da finden sich das Formular für Ultraschalldiagnostik zur Untersuchung von Ober- und Unterbauch, Brustraum, Herz, Halsschlagader, etc., Formulare für Spezialröntgenaufnahmen und spezielle Computertomographien, Formulare für Endoskopien, d.h. Untersuchungen des Magens, des Dünndarmes, des Dickdarmes, des Enddarmes, etc., das Formular des „Untersuchungs-Auftrages" an die Mikrobiologie zum Nachweis infektiöser Krankheitserreger, das Formular für mykologische Untersuchungen, für die Untersuchung von Berufsdermatosen und Allergien, Auftragsformulare für immunologische Analysen und Autoimmundiagnostik, Zuweisungsformulare an die Immunzytologie und zur Knochenmarksbefundung, die Überweisungsscheine zur bakteriellen, serologischen, medizinisch chemischen und biochemischen Untersuchung von Stuhl, Harn, Abstrich, Eiter, Sputum, Punktat, Galle, Magensaft, Liquor und Blut samt Begleitschein, das Formular für „Notfall-Untersuchungen" von Blut,

Liquor oder Harn, Formulare für die Elektro-Neuro-Diagnostik, die Elektroencephalographie, für die Schädel-Neuro-Computertomographie, für die nuklearmedizinische Diagnostik, spezielle Überwachungsblätter der Flüssigkeitsein- und Ausfuhr, des Blutzuckergehaltes, des Blutdruckes, etc., das Blatt für den Transferierungsbericht eines Patienten, Formulare für das Gerinnungslabor, die Hepatitisdiagnostik, die Harndiagnostik, das Hormon-Hochdrucklabor der Endokrinologischen Ambulanz, das Labor für Fortpflanzungsfragen, das Steroidlabor, die Zuweisung zur Strahlentherapie mit dem Blatt für den Strahlentherapiebericht, das Formular zur Blutgruppen- und Antikörperbestimmung, Anforderungsscheine für Blut- und Plasmaprodukte vom Zentralinstitut für Bluttransfusion, der Schein für das Labor für transfusionsmedizinische Infektionsdiagnostik, das Blatt zur Blutgruppenkontrolle vor Blutübertragungen, Formulare zur Anforderung von Konsiliarärzten, das Formular für die Ausgeherlaubnis für Patienten, den Revers zur Erklärung, auf eigene Verantwortung den Krankenhausbereich zu verlassen, das Formular für die Einverständniserklärung mit der Durchführung geplanter Eingriffe, das Informationsblatt der Direktion, für Bargeld oder Wertgegenstände keine Haftung zu übernehmen, der Leistungsanforderungsschein zur Gerätereparatur, Rezeptformulare, der Ausweis für Patienten, die mit oralen Antikoagulantien behandelt werden, die ärztliche Transportanweisung für die Rettung, Formulare für den ärztlichen Kurzbericht bei Entlassung eines Patienten, das Blatt für die medikamentöse Therapieempfehlung für Patienten, die nach Hause gehen, das Formular an die Bettenzentrale mit dem Ersuchen um Desinfektion bzw. Reinigung von Matratzen und Polstern, von Bettdecken und Decken an die Wäscherei und so weiter.

Zur Organisationsarbeit auf den Krankenstationen gehört der ständige Versuch, das Wirrwarr von anzufordernden Untersuchungen mit Hilfe dieses Formularberges und des Telefons zu ordnen und auf die Reihe zu bringen. Spezialuntersuchungen müssen in den verschiedenen Ambulanzen und Instituten angemeldet und Termine vereinbart werden, Patienten sollen auf die geplanten Untersuchungen vorbereitet, ihre Begleitung zur Untersuchung und zurück auf die Krankenstation durch den Sanitätshilfsdienst sichergestellt, die Untersuchungsbefunde müssen wiederum gesammelt, geordnet und ausgewertet werden. Chirurgische Abteilungen sind entsprechend mit der Organisation der Vorbereitung, Durchführung und Nachbetreuung von Operationen beschäftigt. Betrachtet man die Fülle der Untersuchungen, die für die ca. 20 PatientInnen der Krankenstation bei einer durchschnittlichen stationären

Aufenthaltsdauer von 9 Tagen[3] – die nach Möglichkeit unterboten werden soll, da schon wieder neue PatientInnen zur stationären Aufnahme vorgemeldet sind, – notwendig werden, wird das bürokratische und organisatorische Umfeld deutlich, in dem die Krankenpflege der Schwestern bzw. Pfleger und die Arbeit der Stationsärzte zu leisten ist.

Die Belastungen dieser Organisationsarbeit für Schwestern, Pfleger und Ärzte – hektisches Arbeitsklima, große Verantwortung, die Angst, etwas übersehen oder vergessen zu haben –, Belastungen durch das Leid der PatientInnen und Angehörigen, durch PatientInnen mit schwieriger Persönlichkeit und die diversen Kommunikationsprobleme am Arbeitsplatz selbst[4] sind Teil der Wirklichkeitskonzeption der handelnden ÄrztInnen, Schwestern, Pfleger und Sanitätshilfsdienste. Für sie stellt der Arbeitsplatz am A.ö. Landeskrankenhaus/Universitätskliniken Innsbruck mit 22 Universitätskliniken, 1666 systemisierten Betten, einem Bundesinstitut und fünf Landesinstituten, mit der Aufnahme von ca. 55000 Patienten pro Jahr in stationäre Behandlung und der Untersuchung von ca. 218000 Patienten im ambulanten Bereich[5], Schnittpunkt und das Paradoxon der gesellschaftlichen Existenz in der Arbeitswelt dar, wo uns die Gesellschaft «definiert», aber auch wir unsere Gesellschaft «definieren» können[6].

Eine Untersuchung dieser Wirklichkeit kann sich nicht mehr allein auf die Methode der begleitenden Beobachtung gründen, sie muß durch die Methode der empirischen Sozialforschung grundgelegt sein. Will ich wissen, wie die ÄrztInnen, Schwestern, Pfleger und Sanitätshilfsdienste ihre Arbeit bewältigen, wie sie Arbeitssituationen meistern, wie sie mit Organisation, Pflege, Therapie etc. zurechtkommen und jeweils ihre eigenen Vorstellungen und Orientierungen einbringen, versuchen einzubringen, nicht einbringen können oder es aufgegeben haben, sie einzubringen, muß ich auch die Arbeitswelt und die sozialen Bedingungen unter denen diese Arbeit zu leisten ist, untersuchen.

Grundlage der vorliegenden sozialempirischen Untersuchung sind 3000 Seiten Gesprächstext aus 243 Interviews mit ÄrztInnen, Schwestern, Pflegern und Sanitätshilfsdiensten. Die Erzählungen,

---

[3] Spitalsführer Tirol. Feldkirchen 1991, 11.

[4] Hoffmann, P., Arbeitsbeanspruchung und -belastung von Frauen durch Nachtarbeit im Krankenhaus. Arbeiterkammer Wien 1993.

[5] Spitalsführer Tirol. Feldkirchen 1991, 11.

[6] Berger, P.L., Einladung zur Soziologie. Eine humanistische Perspektive. Freiburg 1969, 142.

Beschreibungen und Erlebnisse dieser InterviewpartnerInnen sind einzigartige und eindrucksvolle Zeugnisse aus der Lebens- und Arbeitswelt des modernen Großkrankenhauses.

Die Sozialempirie beschreibt die Einflüsse aus der Arbeitswelt, die die im LKH arbeitenden ÄrztInnen, Schwestern, Pfleger und Sanitätshilfsdienste beschäftigen. Sie untersucht, welche Umwelteinflüsse wahrgenommen und anhand welcher Vorstellungen, Wertungen und Überzeugungen sie verarbeitet werden. Schließlich stellt sie fest, mit welcher Art von selbstverantwortlichem Handeln auf die Herausforderungen der Arbeitswelt reagiert wird.

Die soziologische Methode dieser Untersuchung stellt die empirische Basis für das grundlegende ethische Anliegen dieser Arbeit sicher, nämlich bestimmte Verhaltensweisen als wünschens- und erstrebenswerte modellhaft auszuzeichnen und zu bewerten.

In der Ethik geht es wesentlich um Werturteile über und in menschlichen Beziehungen. In der Ethik in der Medizin geht es in besonderem Maße um Handlungsalternativen, die die menschliche Beziehungsqualität von Entscheidungsfreiheit und Eigenverantwortung, von Selbstbestimmung und Selbstkontrolle fördern und somit die Personenwürde des Menschen verwirklichen und für alle Beteiligten erfahrbar machen. Ethik in der Medizin ist nicht auf eine Normenethik gesetzlicher Bestimmungen zu reduzieren, die über neue medizinische Handlungsmöglichkeiten urteilt[7].

Die Werturteile in der Ethik in der Medizin werden nicht nur über sondern ebenso in menschlichen Beziehungen getroffen. Auch die Arbeitswelt des modernen Krankenhauses ist von jenem gesellschaftlichen Pluralismus geprägt, in dem das eigene persönliche Wertesystem mit zum Teil völlig verschiedenen oder konträren Wertesystemen in Konflikt und Konkurrenz gerät.

Die Fähigkeit in einen Diskurs einzutreten, d.h. durch vernünftige Argumente zu überzeugen und sich selbst durch solche überzeugen zu lassen, und eine moralische Urteilsfähigkeit, die die verschiedenen Orientierungen der Diskursteilnehmer wahrnehmen und respektieren kann, stellen Verhaltensweisen dar, die in der pluralistischen Gesellschaft das ethische Gespräch und im Krankenhaus Entscheidungsfreiheit, Verantwortung und die Personenwürde aller handelnden Personen und Beteiligten ermöglichen.

Gibt es derartige Verhaltensweisen, wie sind sie zu beschreiben und zu quantifizieren, oder sind es ganz andere Verhaltensweisen,

---

[7] Virt, G., Die Bedeutung christlicher Moralvorstellungen im Rahmen der Medizinethik, in: Medizin, Ethik, Recht II. Hrsg. Kampits, P., 1995, 37–47, 37f.

die den Umgang der im LKH arbeitenden Menschen bestimmen, sind die Fragen des human-ethischen Hintergrundes der vorliegenden Untersuchung.

2 Das Untersuchungsmodell

2.1 Die Entwicklung einer Hypothese

Umfaßt Sozialisation die kognitive, emotionale und moralische Komponente sozialen Handelns, wobei die grundlegende soziale Handlungsfähigkeit eines Menschen zunächst in der Frühphase der Entwicklung, der sogenannten primären Sozialisation, erlernt wird, der dann im Erwachsenenalter das Erlernen neuer sozialer Handlungsmuster, auch sekundäre Sozialisation genannt, folgt, so „geht es in der neueren Sozialisationsforschung um die Erhellung sozialer Handlungsfähigkeit des Menschen, die sich sowohl in Anpassungsleistungen an die vorgefundene gesellschaftliche Realität wie auch in der Fähigkeit zu autonomer Auseinandersetzung mit vorgegebenen sozialen Zwängen äußert“[8].

Das erkenntnisleitende Interesse der vorliegenden Untersuchung liegt in der Ermittlung interindividueller Differenzen und Persönlichkeitscharakteristika der im LKH arbeitenden ÄrztInnen, Schwestern bzw. Pfleger und Sanitätshilfsdienste (SHD). Es ist klar, daß das individuelle Charakteristikum das Ergebnis sowohl der primären als auch der sekundären, d.h. auch der beruflichen, Sozialisation der Person ist.

Um Mißverständnissen bezüglich der Forschungshypothese von vorneherein zu begegnen, wird ausdrücklich festgestellt, daß es in der vorliegenden Studie rein um die Ermittlung von Persönlichkeitscharakteristika zu einem bestimmten Zeitpunkt der Lebensbiographie arbeitender Menschen geht und keinesfalls um das Aufzeigen kausaler Zusammenhänge zwischen Charakteristikum und Sozialisation der Person. Derartige Zusammenhänge zu erfassen, bedarf Langzeitstudien, wie sie z.B. Hoff, Lempert und Lappe vorlegen[9].

---

[8] Siegrist, J., Medizinische Soziologie, München [4]1988, 100.

[9] Hoff, E.-H., Lempert, W., Lappe, L., Persönlichkeitsentwicklung in Facharbeiterbiographien, Bern 1991.

Die Klarstellung, daß sich das empirische Forschungsinteresse dieser Untersuchung auf die Beschreibung eines Ist-Zustandes beschränkt, steht nun nicht im Widerspruch zu den grundsätzlichen sozialisationstheoretischen Überlegungen zur Analyse von Arbeit, Betrieb und Beruf dieser Autoren. Ihr Strukturmodell, das Arbeitssphäre und Persönlichkeit von vornherein aufeinander bezieht, zeichnet sich dadurch aus, daß es die extremen wissenschaftstheoretischen Konzeptionen eines einseitigen Behaviorismus und/oder Personalismus, die Paradigmen des «homo clausus», bewußt vermeidet[10].

Im situationistischen Paradigma verbindet sich die Kausalitätsvorstellung, daß Umweltfaktoren das menschliche Verhalten bestimmten, mit der Annahme, daß stabiles Verhalten und Handeln von der Konsistenz beziehungsweise Stabilität äußerer Faktoren abhängen[11]. In diesen objektivistischen Konzeptionen werden die Auswirkungen der Arbeitswelt auf die Persönlichkeit „als strenge Determination der Subjekte durch objektive Anforderungen und Bedingungen aufgefaßt“[12]. Dabei „werden also die Eigenstruktur und Eigendynamik der Persönlichkeit weitgehend außer acht gelassen“, und „die Wirkungen, die die Subjekte durch ihr Handeln und Verhalten auf ihre Umwelt, auch auf ihre Arbeitsverhältnisse ausüben“[13], werden nicht berücksichtigt.

Im Paradigma der personalistischen Grundvorstellung gelten innere Anlagen, Triebe oder Eigenschaften («traits») als Ursache für individuelles Verhalten und Handeln. Dieses nicht weiter theoretisch hinterfragte Kausalitätspostulat führt mit der Annahme zeitlich stabiler psychischer Merkmale zur Vorstellung der zeitlichen Konsistenz beziehungsweise der Stabilität menschlichen Handelns[14]. In subjektivistischen bzw. psychologistischen Ansätzen wird der Persönlichkeitsbereich für sich konzipiert. Im Zentrum steht „die Fähigkeit, autonom zu handeln (Ichstärke, Identität, Aktivität, Humankompetenz oder ähnliches)“[15]. Die organismische Variante die-

---

[10] Hoff, E.-H., Arbeit, Freizeit und Persönlichkeit. Wissenschaftliche und alltägliche Vorstellungsmuster. Heidelberg ²1992, 17.

[11] Ebd. 17f.

[12] Hoff, E., Lappe, L., Lempert, W., Sozialisationstheoretische Überlegungen zur Analyse von Arbeit, Betrieb und Beruf, in: Soziale Welt 33 (1982) 508–536, 511.

[13] Ebd. 512.

[14] Hoff, E.-H., Arbeit, Freizeit und Persönlichkeit. Wissenschaftliche und alltägliche Vorstellungsmuster. Heidelberg ²1992, 17.

[15] Hoff, E., Lappe, L., Lempert, W., Sozialisationstheoretische Überlegungen zur Analyse von Arbeit, Betrieb und Beruf, in: Soziale Welt 33 (1982) 508–536, 512.

ser personalistischen Kausalitätsannahme sieht die menschlichen Entwicklungsabläufe von der Geburt bis zum Tod als dem Organismus innergesetzlich vorgegeben[16]. Die objektive Arbeitssituation und die sozialisationswirksamen Faktoren des Arbeitsbereiches, von denen es gleichwohl abhängt, ob persönliche Fähigkeiten entfaltet werden können oder verkümmern müssen, werden stark vernachlässigt[17].

Da die verschiedensten Bemühungen, durch Supervisionen, seien sie einzeln oder in Gruppen, Entlastung zu schaffen, vom Pflegepersonal laut Kathan in der Mehrheit als zusätzliche Belastung und Forderung abgelehnt werden, zieht er z.B. den Schluß: „Supervision ist sicher sehr sinnvoll als Unterstützung für einzelne Schwestern oder Arbeitsgruppen, da es sich bei den Problemen des Pflegepersonals aber durchwegs um Strukturprobleme handelt, können diese letztlich nur durch Investitionen in die Struktur selbst behoben, reduziert oder handhabbarer gemacht werden.“[18] Eine persönlichkeitsbezogene Untersuchung der Arbeitswelt und arbeitsbezogene Erforschung von Persönlichkeit würde hingegen das Zueinander von sozialen Strukturen und persönlichem Handeln von vorneherein verstehen, untersuchen und interpretieren wollen.

Hoff sieht die einseitige Determinationsrichtung – „sei es die Umwelt durch die Person“ im Personalismus „oder die der Person durch die Umwelt“ im Behaviorismus, – in der strikt getrennten Betrachtungsweise von „Innerem“ und „Äußerem“ begründet[19]. Im interaktionistischen Paradigma gilt die Person als aktiv und reaktiv zugleich, die innerpsychische Dynamik wird als Ursache und Folge der permanenten Dynamik des Austausches von „Innerem“ und „Äußerem“ gesehen und als dialektisch bezeichnet[20]. Der Begriff Interaktion wird nur für reziproke, jede Seite als beeinflussend und

---

[16] Hoff, E.-H., Arbeit, Freizeit und Persönlichkeit. Wissenschaftliche und alltägliche Vorstellungsmuster. Heidelberg[2] 1992, 17.

[17] Hoff, E., Lappe, L., Lempert, W., Sozialisationstheoretische Überlegungen zur Analyse von Arbeit, Betrieb und Beruf, in: Soziale Welt 33 (1982) 508–536, 513.

[18] Kathan, B., Mein sozialer Tick ist gheilt. Krankenschwestern sprechen über ihre Belastungen. Innsbruck 1991, 163.

[19] Hoff, E., Kontrollbewußtsein. Grundvorstellungen zur eigenen Person und Umwelt bei jungen Arbeitern, in: Kölner Zeitschrift für Soziologie und Sozialpsychologie 34 (1982) 316–339, 319.

[20] Hoff, E.-H., Arbeit, Freizeit und Persönlichkeit. Wissenschaftliche und alltägliche Vorstellungsmuster. Heidelberg[2] 1992, 18.

beeinflußbar zugleich betrachtete, Beziehungen verwendet[21]. Diese Reziprozität beschreibt – im Gegensatz zur bloßen Wechselwirkung – die besondere kausale Relation beider Seiten und wird als das Spezifikum der Interaktion verstanden[22]. „Wenn zwischen Person und Umwelt eine permanente Interaktion behauptet wird", folgt daraus für die theoretische Konzeption der Person-Umwelt- und Umwelt-Personbeziehung, daß auch „beide Seiten als in sich dynamische begriffen und in ihrer Dynamik wechselseitig aufeinander bezogen werden"[23].

Wenn Berger und Luckmann von der primären Sozialisation sagen, „die subjektive Aneignung der eigenen Identität und die subjektive Aneignung der sozialen Welt sind nur verschiedene Aspekte ein und desselben Internalisierungsprozesses, der durch dieselben signifikanten Anderen vermittelt wird"[24], ist die Nähe zu Hoffs Gedanken deutlich sichtbar. Befindet sich Hoff in den 80er Jahren mit McKinney noch in einer Vorreiterrolle für ein solches interaktionistisches Paradigma in der Psychologie[25], ist es hingegen nicht schwer, von der Interaktionismus-Debatte der Persönlichkeitspsychologie soziologische Bezüge zum Symbolischen Interaktionismus herzustellen[26]. Der Symbolische Interaktionismus versuchte, „die konkreten, faktisch erlebbaren und beobachtbaren Interaktionsprobleme und -prozesse in ausgewählten Praxisbereichen induktiv zu explorieren und zu beschreiben. Schwerpunktmäßig ging es ihm um die Interpretation der von den untersuchten Gesellschaftsmitgliedern vollzogenen symbolischen, insbesondere sprachlichen, Handlungsfiguren («Symbolgebärden») sowie der von ihnen gehaltenen Handlungsorientierungen und Wissensbestände innerhalb des den Forscher interessierenden gesellschaftlichen Bereichs."[27]

Was die Entwicklung im Beruf oder Arbeit als Sozialisation betrifft, so ist Sozialisation mit Hoff als Begriff zu verstehen, der unter

---

[21] Ebd. 24.

[22] Ebd.

[23] Hoff, E., Kontrollbewußtsein. Grundvorstellungen zur eigenen Person und Umwelt bei jungen Arbeitern, in: Kölner Zeitschrift für Soziologie und Sozialpsychologie 34 (1982) 316–339, 319.

[24] Berger, P. L., Luckmann, T., Die gesellschaftliche Konstruktion der Wirklichkeit. Eine Theorie der Wissenssoziologie. Frankfurt 1969, 143.

[25] Hoff, E.-H., Arbeit, Freizeit und Persönlichkeit. Wissenschaftliche und alltägliche Vorstellungsmuster. Heidelberg ^{2}1992, 57.

[26] Ebd. 32.

[27] Arbeitsgruppe Bielefelder Soziologen, Kommunikative Sozialforschung. München 1976, 12.

Berücksichtigung der Wechselwirkungen zwischen inneren und äußeren Faktoren oder Prozessen zustandekommt[28]. Dabei darf nicht übersehen werden, daß natürlich auch außerberufliche Faktoren für die Persönlichkeitsentwicklung von Bedeutung sind. In der vorliegenden Untersuchung der Arbeitswelt werden vor- und nachberufliche Prozesse ebenso ausgegrenzt, wie Sozialisationsprozesse ohne eine institutionell geregelte Erwerbstätigkeit[29].

Die Begriffe Sozialisation und Entwicklung werden synonym verwendet. D. h., daß der Entwicklungsbegriff nicht mehr bloß den aktiven Einfluß der sozialen Umwelt auf die innere Dynamik der Person, und umgekehrt der Sozialisationsbegriff nicht mehr bloß mechanistische Anpassung des Individuums an Rollen, Normen oder sonstige sozialstrukturelle Vorgaben bedeutet, wobei die innere Eigenart der Person und ihr aktives Handeln aus dem Blick gerieten[30]. Der Mensch ist immer zugleich Subjekt und Objekt seiner Umwelt[31].

In diesem Sinne wird hier auch mit Berger und Luckmann folgende Auffassung vertreten: Der erwachsene Mensch erlebt sich als „ein Wesen innerhalb und außerhalb der Gesellschaft", die Symmetrie „zwischen objektiver und subjektiver Wirklichkeit ist niemals statisch, niemals ein unabänderlicher Tatbestand" und muß „immer in actu produziert und reproduziert werden"[32]. Es ist jedoch ohne Verzug darauf hinzuweisen, daß es sich bei dieser Aussage um eine Hypothese handelt, deren empirische Bestätigung oder Widerlegung eine privilegierte soziologische Herausforderung darstellt.

Handelt es sich bei der Auffassung, daß objektive und subjektive Wirklichkeit niemals statisch, daß Inneres und Äußeres in Wechselwirkung stehen und immer in actu produziert und reproduziert werden müssen, um ein wissenschaftliches Paradigma, faßt nun Hoff seinen erkenntnisleitenden Gedanken in der Frage zusammen: „Warum sollten sich die wissenschaftlichen Paradigmen (und zwar sämtliche, also auch das interaktionistische) nicht im Alltag

---

[28] Hoff, E.-H., Berufliche Sozialisation. Zur Verbindung soziologischer und psychologischer Forschung, in: Hoff, E.-H., Lappe, L., Lempert, W. (Hrsg.), Arbeitsbiographie und Persönlichkeitsentwicklung. Bern 1985, 15–40, 16.

[29] Ebd.

[30] Ebd. 19.

[31] Ebd. 38.

[32] Berger, P.L., Luckmann, T., Die gesellschaftliche Konstruktion der Wirklichkeit. Eine Theorie der Wissenssoziologie. Frankfurt 1969, 144f.

gewissermaßen als individuelle Paradigmen wiederfinden lassen?“[33]

„Behauptet wird also, daß auch für Personen im Alltag eine theoretische «Grundvorstellung» persönlichkeitscharakteristisch sein kann, die einem interaktionistischen beziehungsweise dialektischen Paradigma in der Wissenschaft entspricht: die Vorstellung nämlich, daß immer beide Seiten, Person und Umwelt, im Handeln interagieren, daß Menschen immer zugleich Subjekt und Objekt ihrer Umwelt sind“[34]. „Der Umwelt- und Realitätsbezug, bzw. die mehr oder minder flexible Berücksichtigung objektiv variierender situativer Kontexte, wird damit zum Persönlichkeitscharakteristikum, zum Kriterium bei der Ermittlung interindividueller Differenzen“[35].

2.2 Die Überprüfung der Hypothese: Die wissenschaftlichen Paradigmen lassen sich im Alltag als subjektive Paradigmen wiederfinden

Daß sich der erwachsene Mensch als Wesen innerhalb und außerhalb der Gesellschaft erlebt, daß er darüber nachdenkt, wie er die Gesellschaft beeinflussen will und wie er von ihr selbst beeinflußt wird, ist eine Hypothese. Die Frage, wie die Menschen die Beziehung zwischen sich selbst und ihrer Umwelt nun tatsächlich deuten[36], ist die Fragestellung der vorliegenden empirischen Forschung im LKH.

Das theoretische Instrumentarium konzipiert Hoff nun mit Hilfe einer Erweiterung des Konzeptes des „Locus of Control“ oder des Kontrollbewußtseins. Dieser Begriff, der „seit den sechziger Jahren

---

[33] Hoff, E., Kontrollbewußtsein. Grundvorstellungen zur eigenen Person und Umwelt bei jungen Arbeitern, in: Kölner Zeitschrift für Soziologie und Sozialpsychologie 34 (1982) 316–339, 317.

[34] Hoff, E.-H., Berufliche Sozialisation. Zur Verbindung soziologischer und psychologischer Forschung, in: Hoff, E.-H., Lappe, L., Lempert, W. (Hrsg.), Arbeitsbiographie und Persönlichkeitsentwicklung. Bern 1985, 15–40, 38.

[35] Ebd. 39.

[36] Hoff, E., Kontrollbewußtsein. Grundvorstellungen zur eigenen Person und Umwelt bei jungen Arbeitern, in: Kölner Zeitschrift für Soziologie und Sozialpsychologie 34 (1982) 316–339, 317.

als immer wichtigeres Merkmal zur Beschreibung von Persönlichkeitsunterschieden angesehen" und vorwiegend als persönlichkeitspsychologisches Konstrukt in Verbindung mit den Begriffspaaren Autonomie und Heteronomie, mit Selbst- und Fremdbestimmung, mit Innen- und Außenlenkung Verwendung fand, wird zur Fragestellung erweitert, „daß es vielleicht auch Menschen gibt, die vernünftiger Weise innere und äußere Faktoren zugleich für ihr Handeln und Leben verantwortlich machen"[37].

Synonym zum Begriff des Kontrollbewußtseins wird mit Hoff und Hohner der Begriff des subjektiven Kontrollkonzeptes verwendet[38]. Das Kontrollkonzept, Hoff greift später dafür den Begriff der „personal control" als Frage auf, „wie «ich» mich selbst sehe als Objekt oder als Subjekt «meiner» Umwelt (oder als beides zugleich)"[39], wird als „umfassende Sichtweise, mit der Menschen die Beziehung zwischen sich selbst und ihrer Umwelt deuten; als übergeordnete Grund-Vorstellung, auf die sich möglicherweise andere, spezifischere Persönlichkeitsdimensionen und Einstellungen zurückführen lassen"[40], konzipiert. Das subjektive Kontrollkonzept stellt ein Gesamturteil über Struktur und Elemente, das Gewebe aus einzelnen Kontrollevalutationen, d. h. Vorstellungen, Wertungen und Erklärungen, und deren gegenseitige Vernetzung in ihrer Gesamtheit, dar. Der Verknüpfungsmodus der Einflußfaktoren von Person und Umwelt wird durch die verwendete Kausalitätsvorstellung sowie die Lokalisation der Einflußquellen beschrieben. Diese Gesamtheit bildet ein individuell charakteristisches Muster mit persönlichkeitsspezifischen Beziehungen der Elemente des Kontrollbewußtseins, das Bild all jener Vorstellungen, „in denen das Verhältnis zwischen der Person und ihrer sozialen und materialen Umwelt reflektiert wird."[41]

„Die Form, die hier am «höchsten» bewertet wird" – diese Bewertung wird auch in dieser Arbeit vertreten –, „die uns also als

---

[37] Hoff, E., Kontrollbewußtsein. Grundvorstellungen zur eigenen Person und Umwelt bei jungen Arbeitern, in: Kölner Zeitschrift für Soziologie und Sozialpsychologie 34 (1982) 316–339, 316.

[38] Hoff, E.-H., Hohner, H.-U., Methoden zur Erfassung von Kontrollbewußtsein. Berlin 1992, 4.

[39] Hoff, E.-H., Lappe, L., Lempert, W. (Hrsg.), Arbeitsbiographie und Persönlichkeitsentwicklung. Bern 1985, 22f.

[40] Hoff, E., Kontrollbewußtsein. Grundvorstellungen zur eigenen Person und Umwelt bei jungen Arbeitern, in: Kölner Zeitschrift für Soziologie und Sozialpsychologie 34 (1982) 316–339, 317.

[41] Hoff, E.-H., Hohner, H.-U., Methoden zur Erfassung von Kontrollbewußtsein. Berlin 1992, 6f.

Kriterium zur Beurteilung der anderen dient, ist die interaktionistische (ebenso, wie in der Paradigmendiskussion erst von dieser Position her die Konfrontation der beiden anderen als «falsch» erscheint)."[42] Indem hier bestimmte Verhaltensweisen und eine bestimmte Art, über diese Verhaltensweisen nachzudenken, ausgezeichnet werden, liegt ein ethisches Werturteil vor. Es handelt sich ebenfalls um ein ethisches Werturteil, wenn die interaktionistische Form des Kontrollbewußtseins als Kriterium zur Beurteilung der anderen Formen herangezogen wird.

In der Ethik geht es wesentlich um Werturteile über und in menschlichen Beziehungen. Die Verknüpfung von Person und Umwelt, wie sie die interaktionistisch-flexible Grundvorstellung darstellt, bezeichnet ein Evaluationsmuster, in dem „Handeln grundsätzlich als «Ausdruck» und Ort gegenseitigen Austausches (nicht als «Resultat») von Umwelt- und Personeinflüssen begriffen wird."[43] Sowohl komplizierte multikausale als einfachhin additiv-deterministische Vorstellungsmodelle werden hier zugunsten einer systemischen Sicht gegenseitiger Beeinflussung überwunden. Über die tatsächlich gelebten subjektiven Kontrollkonzepte, die getroffenen Wertungen eigenen und fremden Handelns und die Reflexionen über die Beziehungsmuster in der Arbeitswelt Krankenhaus Klarheit zu erhalten, ist ein Grundanliegen der Ethik in der Medizin.

„Zu der positiven Bewertung von Flexibilität, das heißt in dieser Form des Kontrollbewußtseins verankerten Vorstellung, daß in einer Situation interne, in einer anderen externe Einflüsse dominieren können, sei folgendes angemerkt: Mit dieser flexiblen Orientierung ist nicht die einer chamäleonartigen Anpassung an äußerlich wechselnde Zustände gemeint, sondern ein Erkennen der von Situation zu Situation unterschiedlichen Zwänge beziehungsweise Handlungsspielräume. Das ist eine Vorausetzung dafür, eigene Handlungspotentiale entsprechend optimal entfalten zu können."[44]

Die für möglich gehaltenen Grundmuster sollen nun beschrieben werden. Diese sind als hypothetische Grundformen aufzufas-

---

[42] Hoff, E., Kontrollbewußtsein. Grundvorstellungen zur eigenen Person und Umwelt bei jungen Arbeitern, in: Kölner Zeitschrift für Soziologie und Sozialpsychologie 34 (1982) 316–339, 320.

[43] Hoff, E.-H., Hohner, H.-U., Methoden zur Erfassung von Kontrollbewußtsein. Berlin 1992, 10.

[44] Hoff, E.-H., Arbeit, Freizeit und Persönlichkeit. Wissenschaftliche und alltägliche Vorstellungsmuster. Heidelberg ^{2}1992, 80.

sen, „...empirisch existieren bei einer Person mehrere Bewußtseinsformen nebeneinander, oder Zwischenformen, die jedoch aus diesen hypothetischen Grundformen abgeleitet werden könnten“[45].

Dem personalistischen Paradigma entspricht eine Grundvorstellung, die persönliches Handeln nur aus inneren Fakten erklärt, der situationistischen eine, die die Umwelt das eigene Handeln bestimmten läßt. Aus dem abwechselnden Vorliegen beider ergibt sich eine «deterministisch-additive» Grundvorstellung. Der Verzicht auf eine Erklärung eigenen Verhaltens kann als «fatalistisch-schwankende» Grundvorstellung bezeichnet werden[46]. „Zu einer solchen subjektiven Vorstellungsform gibt es keine wissenschaftliche Entsprechung. Man könnte sie geradezu als Gegenteil eines wissenschaftlich-systematischen Welt- und Menschenbildes (und insofern als wissenschaftsfremdes «Paradigma») bezeichnen. Angesichts des möglichen Einwandes, Wissenschaft sei nur einer von mehreren Versuchen und dazu der höchst anzweifelbare, die Welt als geordnet und erklärbar zu begreifen, könnte man diesen Fatalismus sogar als den Verzicht auf jeden solchen Versuch, als den Glauben an eine nicht zu ordnende und unerklärbare Welt definieren.“[47]

Die fatalistisch-schwankende Grundvorstellung sieht die Quelle oder den „Locus“ der Kontrolle nur außen oder nur innen. Hoff ist wichtig zu verdeutlichen, „daß eine Determination nicht nur einseitig von außen, sondern unabhängig davon auch von innen heraus möglich ist, ohne daß sich eine Person zugleich als Subjekt ansieht“[48]. „Nicht nur äußere (z.B. Natur-)Katastrophen, sondern auch innere (z.B. als psychisch geltende Krankheiten) können hier genannt werden. Oder, um weniger spektakuläre Beispiele anzuführen: in Analogie zu externen Umschwüngen etwa des Wetters könnten interne Schwankungen etwa von Stimmungen oder Launen herangezogen werden.“[49] Menschen mit der fatalistischen Form des Kontrollbewußtseins begreifen sich selbst als Objekte,

---

[45] Hoff, E., Kontrollbewußtsein. Grundvorstellungen zur eigenen Person und Umwelt bei jungen Arbeitern, in: Kölner Zeitschrift für Soziologie und Sozialpsychologie 34 (1982) 316–339, 326.

[46] Hoff, E., Kontrollbewußtsein. Grundvorstellungen zur eigenen Person und Umwelt bei jungen Arbeitern, in: Kölner Zeitschrift für Soziologie und Sozialpsychologie 34 (1982) 316–339, 322.

[47] Hoff, E.-H., Arbeit, Freizeit und Persönlichkeit. Wissenschaftliche und alltägliche Vorstellungsmuster. Heidelberg ^{2}1992, 63.

[48] Hoff, E., Kontrollbewußtsein. Grundvorstellungen zur eigenen Person und Umwelt bei jungen Arbeitern, in: Kölner Zeitschrift für Soziologie und Sozialpsychologie 34 (1982) 316–339, 323.

[49] Ebd. 324.

eine Determination der eigenen Person und des eigenen Handelns bestimmt die Grundvorstellung, äußere und innere Einflüsse gelten als unerklärlich, unvorhersehbar und unabänderlich[50].

„Dieses «Grund»-Muster wird nämlich fatalistisch-schwankend genannt, weil Einflüsse aus ganz unterschiedlichen und voneinander unabhängigen internen oder externen Quellen von Situation zu Situation, von Lebensbereich zu Lebensbereich und von Lebensabschnitt zu Lebensabschnitt als wechselnd wahrgenommen werden. Im Gegensatz zu den deterministischen Formen, bei denen durchgängig äußere oder durchgängig innere Kräfte für Verhalten verantwortlich gemacht werden, verleiht hier keine derart simple Strukturierung Sicherheit. Die Welt erscheint ungeordnet oder allzu komplex. Es bleiben nicht nur einzelne Einflüsse in sich unerklärlich; auch ihr raumzeitliches Auftreten und ihre Abfolge werden generell als undurchschaubar, unberechenbar und unvorhersehbar erlebt. Bei einem Deutungsmuster, das sich in Redewendungen vom «auf und ab», dem «hin und her» oder dem «mal so, mal so» verlaufenden Leben manifestiert, kommt möglicherweise zu dem Schwanken zwischen ganz unterschiedlichen unerklärlichen Einflußquellen noch das Schwanken zwischen ganz unterschiedlichen Folgen dieser Einflüsse, das zwischen Glück und Pech, hinzu."[51]

Aufgrund der hypothetisch möglichen interaktionistischen Grundform ist es nun möglich, einseitige externale und internale Grundmuster gemeinsam als deterministisch zu bezeichnen[52].

In der deterministisch-rigiden Grundvorstellung werden „einseitig nur externe bzw. nur interne Faktoren für Verhalten innerhalb einer Situation verantwortlich gemacht"[53]. Bei der Beschreibung internaler und externaler Grundvorstellungen handelt es sich um das Problem der Feststellung der Identität, d. h. der Innensicht einer Person durch die Außensicht eines Wissenschaftlers. Eine Seite des Problems der Feststellung von Innensicht und Außensicht verdeutlicht die „theoretisch zentrale Paradoxie der External-internal-Unterscheidung für Kontrollkonzepte"[54]: „Wenn Interna-

50 Ebd. 326.

51 Hoff, E.-H., Arbeit, Freizeit und Persönlichkeit. Wissenschaftliche und alltägliche Vorstellungsmuster. Heidelberg ²1992, 63.

52 Hoff, E., Kontrollbewußtsein. Grundvorstellungen zur eigenen Person und Umwelt bei jungen Arbeitern, in: Kölner Zeitschrift für Soziologie und Sozialpsychologie 34 (1982) 316–339, 326.

53 Ebd. 327.

54 Hoff, E.-H., Arbeit, Freizeit und Persönlichkeit. Wissenschaftliche und alltägliche Vorstellungsmuster. Heidelberg ²1992, 69.

lität ein Klischee von der Person als «ihres eigenen Glückes Schmied», also ein gesellschaftliches Leitbild, oder gar das Leitbild schlechthin widerspiegelt und wenn sich ferner Externalität als bloß reaktive Anpassung an soziale Vorgaben und gesellschaftliche Normen äußert, so muß eigentlich Externalität auch in Internalität zum Ausdruck kommen, jedenfalls in bezug auf die eigene Person, in der Selbstbestimmung, eigene «Leistung» und «Kraft» als Voraussetzung für Erfolg gelten, in besonderem Maße als innengelekt ausgeben; und sie werden sich wohl tatsächlich als innengelenkt begreifen."[55]

Die deterministisch-rigide-externale Grundform sieht keine bzw. nur minimale eigene Anteile im individuellen Verhalten. Dieses wird durch die Umwelt, durch Einflüsse und Wirkfaktoren außerhalb der Person monokausal verursacht und bestimmt[56]. „Ein solches generalisiertes, also durchgängig externales Evaluationsmuster dürfte sich empirisch nur als psychopathologische Ausnahme finden lassen", einzelne Kontrollevaluationen, die eine rein externale Sicht darstellen, sind durchaus zu erwarten[57].

Begreift sich ein und dieselbe Person in einer Situation als Objekt in einer anderen als Subjekt, so kann aufgrund der Änderung der Determinationsrichtung – „z.B. in Abhängigkeit von strikt segmentierten Lebensbereichen wie Arbeit und «Freizeit»" – keinesfalls von einer interaktionistischen Grundform gesprochen werden[58]. „Eine solche Form des Kontrollbewußtseins verleiht Sicherheit. Im Gegensatz zum fatalistischen Muster erscheint die Welt als prinzipiell geordnet, im Gegensatz zum interaktionistischen als allzu einfach strukturiert."[59]

Wichtig bei der Feststellung einer Grundvorstellung sind genaue Aussagen „nach dem Zusammenspiel innerer und äußerer Faktoren in ein und derselben Situation oder im selben Lebensbereich"[60]. In der interaktionistisch-flexiblen Grundvorstellung geht

---

[55] Ebd. Siehe auch Hoff/Lempert/Lappe, (Hrsg.), Persönlichkeitsentwicklung in Facharbeiterbiographien, Bern 1991, 143.)

[56] Hoff, E.-H., Hohner, H.-U., Methoden zur Erfassung von Konrtrollbewußtsein. Berlin 1992, 9.

[57] Ebd.

[58] Hoff, E., Kontrollbewußtsein. Grundvorstellungen zur eigenen Person und Umwelt bei jungen Arbeitern, in: Kölner Zeitschrift für Soziologie und Sozialpsychologie 34 (1982) 316–339, 327.

[59] Ebd. 327f.

[60] Hoff, E.-H., Arbeit, Freizeit und Persönlichkeit. Wissenschaftliche und alltägliche Vorstellungsmuster. Heidelberg ^{2}1992, 70.

es „um die Gleichzeitigkeit, um die intrasituative Interaktion interner und externer Faktoren...“[61]. Bei der Operationalisierung der Erhebung der Vorstellung einer von Situation zu Situation wechselnder Dominanz interner und externer Faktoren ist besonders darauf zu achten, daß nicht der Forscher sondern der Befragte bestimmt, welche spezifischen Situationen oder Lebensbereiche auszuwählen sind[62].

„Befragte mit interaktionistisch-flexibler Orientierung erwähnen im Gegensatz zu den anderen diese Unterscheidung wiederum von sich aus. Die Reflexion über den Zusammenhang zwischen objektiver Kontrolle und ihrer möglicherweise verzerrrten subjektiven Rezeption, über Realität und Illusion, ist also ein weiteres Merkmal dieser Form des «gesunden» Menschenverstandes.“[63] „Wenn Menschen mit einer interaktionistisch-flexiblen Form zugleich als realistisch bezeichnet werden können, so bezieht sich dieses Charakteristikum also nicht nur auf ihre Einschätzung anderer Personen, sondern auch auf ihre Selbstreflexion.“[64] Ausdruck der interaktionistischen Form der Grundvorstellung ist auch das Interagieren des Interviewpartners mit dem Interviewer über Sinn- und Zweckhaftigkeit des Interviews, das Interesse des Interviewers an der Untersuchung und kritische Fragen zum Forschungsprojekt.

Hoff et al.[65] fassen die Beschreibung der fünf Grundvorstellungen zusammen:

- Die fatalistische Form beinhaltet den Glauben an die bestimmende Macht von Zufällen, von Glück, Pech oder des Schicksals im eigenen Leben. Eigenes Verhalten und dessen Folgen werden nicht kausal mit Person- oder mit Umweltfaktoren in Verbindung gebracht, zumindest können solche Einflußfaktoren nicht präzise benannt werden; das eigene Leben und eigenes Verhalten erscheinen vielmehr als weitgehend unerklärlich, unberechenbar und unvorhersehbar ...
- Die externale Form läßt sich dadurch kennzeichnen, daß äußere Einflußfaktoren – zum Beispiel (mächtige) andere Personen, Institutionen, Sachzwänge usw. – als Bestim-

[61] Hoff, E., Kontrollbewußtsein. Grundvorstellungen zur eigenen Person und Umwelt bei jungen Arbeitern, in: Kölner Zeitschrift für Soziologie und Sozialpsychologie 34 (1982) 316–339, 330.

[62] Ebd. 333.

[63] Ebd. 334.

[64] Ebd. 335.

[65] Hoff, E.-H., Lempert, W., Lappe, L., Persönlichkeitsentwicklung in Facharbeiterbiographien, Bern 1991, 132f.

mungsfaktoren des eigenen Lebens angesehen werden. Ähnlich wie im Rahmen eines psychologischen Paradigmas, das auch als «situationistisch» oder «mechanistisch» bezeichnet wird, gelten hier eigenes reaktives Verhalten und dessen Konsequenzen in erster Linie als extern determiniert. Personen mit diesem monokausalen Erklärungsmuster begreifen sich also einseitig als Objekte ihrer Umwelt.

- Die internale Form stellt gewissermaßen das Gegenstück dazu dar. Hier werden innere Einflußfaktoren – zum Beispiel Anlagen, Dispositionen, Fähigkeiten, Motive oder Anstrengungen – als die wesentlichen Ursachen eigenen Handelns und seiner Folgen angesehen. Es handelt sich ebenfalls um eine Denkfigur, die auch auf der Ebene psychologischer Paradigmen identifizierbar ist und dort als «personalistisch» oder «organismisch» bezeichnet wird. Personen begreifen sich also einseitig als Subjekte ihrer Umwelt. Sie erklären ihr Handeln jedoch ebenso wie diejenigen mit externaler Grundvorstellung deterministisch und monokausal.
- Die deterministisch-additive Form geht über die eben genannten monokausalen Denkfiguren hinaus und erscheint nicht mehr derart kontextunspezifisch. Hier sind gegenläufige Überzeugungen internaler und externaler, aber gleichermaßen deterministischer Art vorhanden, die an unterschiedliche Erfahrungs- und Lebensbereiche (z.B. an Arbeit und Freizeit) gebunden werden. Eine differenziertere Variante besteht darin, daß sich Personen auch innerhalb derselben Bereiche oder Situationen multikausal als selbst- und fremdbestimmt begreifen. …
- Die interaktionistische Form, die als die differenzierteste und komplexeste bezeichnet werden kann, beinhaltet demgegenüber den Gedanken einer reziproken kausalen Verknüpfung, einer ständigen wechselseitigen Beeinflussung innerer und äußerer Faktoren im eigenen Handeln. Personen mit diesem Vorstellungsmuster begreifen sich also nicht einseitig nur als Subjekte, nur als Objekte, oder teils (im einen Bereich) als Subjekte und teils (im anderen Bereich) als Objekte; sie betrachten sich vielmehr immer gleichzeitig sowie im selben Kontext als Subjekte und Objekte ihrer Umwelt. Den Ausdruck dieser, wie aller anderen Grundvorstellungen, finde ich in der Rede der Interviewpartner wieder.

Zusammen mit der Zuordnung der Interviewpartner zu diesen Grundformen des Kontrollbewußtseins, sollen noch weitere Strukturelemente erhoben werden, um eine feineres Bild des Gewebes des Kontrollbewußtseins zu zeichnen. Raumzeitlich und inhaltlich breitere und übergreifendere Evaluationen nennen Hoff und Hohner Kontrollüberzeugungen („beliefs"), ereignisspezifische bzw. raumzeitlich punktuelle Evaluationen Kontrollattributionen[66]. Hier handelt es sich um verschiedene Generalisiertheitsgrade der Kontrollevaluationen. Eine weitere Differenzierung des Kontrollbewußtseins stellt die Reflexivität dar. Die Kontrollevaluationen können „mehr (daher u.a. der Terminus „Bewußtsein") und minder („beliefs", Überzeugungen) zum Gegenstand der Reflexion gemacht sowie von solcher Reflexion begleitet werden[67].

Hoff und Hohner führen hier die Unterscheidung Unmittelbarkeit und Distanziertheit ein. „Kontrollevaluationen von hoher Unmittelbarkeit werden im Gegensatz zu Evaluationen von hoher Distanziertheit weniger bis gar nicht logisch konsistent und mit argumentativem Aufwand bedründet. Dagegen zeichnen sich distanzierte Evaluationen durch ihre Reflexivität aus."[68] Interessant ist gleichfalls die Kontrollperspektive der Evaluationen. Evaluationen von persönlicher Kontrolle enthalten Vorstellungen zum Verhältnis zwischen eigener Person und Umwelt und werden durch das Personalpronomen „ich" gekennzeichnet. Die kollektive Perspektive thematisiert persönliche Kontrolle im Zusammenhang einer Gruppe oder eines Kollektivs[69]. Entsprechende Äußerungen sind „ich, zusammen mit anderen", „ich als Mitglied einer Gruppe"[70]. Persönlicher und kollektiver Perspektive steht die allgemeine Kontrolle gegenüber, in der das Verhältnis einer verallgemeinerten Person „man" zu ihrer Umwelt unter Kontrollaspekten thematisiert wird[71].

Die Beschreibung des Kontrollbewußtseins wird durch Informationen erweitert, die zur Auseinandersetzung des Befragten mit seiner Außenwelt auch die Auseinandersetzung mit sich selbst schildern. Selbstkontrolle bzw. der Verlust von Selbstkontrolle sind in der Vorstellungswelt der Befragten wichtige Netzpunkte.

Ist die Grundvorstellung Ausdruck sowohl der «subjektiven Umwelt» als auch der «objektiven Persönlichkeit», ist klar, daß die In-

---

[66] Hoff, E.-H., Hohner, H.-U., Methoden zur Erfassung von Kontrollbewußtsein. Berlin 1992, 15.

[67] Ebd. 28.

[68] Ebd. 17.

[69] Ebd. 14.

[70] Ebd.

[71] Ebd. 15.

teraktion zwischen Persönlichkeit und Arbeitswelt auch von der Lebensbiographie des Einzelnen geprägt ist. Diese objektive Persönlichkeit, die Bedingungen der Entwicklung der Grundvorstellung in der Lebensbiographie – unberechenbare gravierende Ereignisse oder Prozesse; berechenbare Restriktivität (in Kindheit und Schulzeit, in Lehre und Beruf, im Privatleben), biographische Brüche, starke Diskontinuität in der Restriktivität; gehäufte Inkonsistenzen von Spielräumen u. Restriktivität; Rollenkonflikte, gravierende Adoleszenzkrisen, etc.[72] – werden in dieser Studie nicht untersucht.

Eine weitere Begrenzung der Studie ist darin zu sehen, daß es sich um eine Querschnittsstudie handelt, der Zusammenhang von Umweltbedingung und Grundvorstellung wird nur einmal und nicht zu wiederholtem Male und in verschiedenen Umweltbedingungen erfragt.

Es gilt nun, Formen des Kontrollbewußtseins als Grundvorstellungen der Beziehung zwischen eigener Person und Umwelt herauszuarbeiten und so den Untersuchungsgegenstand einzugrenzen. Grundformen und -muster von Kontrollbewußtsein sind festzustellen. Denn Berger und Luckmann ist auch Recht zu geben in ihrer Behauptung, daß „immer ... mehr objektive Wirklichkeit «erreichbar»“ ist, „als tatsächlich von irgendeinem individuellen Bewußtsein internalisiert wird, und zwar einfach deshalb, weil die Inhalte der Sozialisation durch die gesellschaftliche Zuteilung von Wissen bestimmt sind. Kein einzelner internalisiert die Totalität dessen, was in seiner Gesellschaft als Wirklichkeit objektiviert ist, nicht einmal dann, wenn die Gesellschaft und ihre Welt verhältnismäßig einfach sind. Andererseits gibt es immer auch Bestandteile der subjektiven Wirklichkeit, die nicht in der Sozialisation wurzeln“[73].

Abgesehen davon, daß es das ideale Studiendesign ohnehin nicht gibt, daß die Erforschung von Arbeitswelt und Persönlichkeit einer großen Spannbreite von Studien wie z.B. Einzelfallstudien, experimentellen Studien, Längsschnittstudien der gesamten Arbeitnehmerschaft, systematischen Beobachtungen der unmittelbaren Arbeitsbedingungen, Querschnittstudien und teilnehmender Beobachtung bedarf, ist Kohn Recht zu geben, daß es beim Planen einer Studie nicht darum gehen kann, so viele der ungelösten Probleme wie nur möglich zu lösen, sondern vielmehr darum, das eine oder

[72] Hoff, E.-H., Lempert, W., Lappe, L., Persönlichkeitsentwicklung in Facharbeiterbiographien, Bern 1991, 164.

[73] Berger, P. L., Luckmann, T., Die gesellschaftliche Konstruktion der Wirklichkeit. Eine Theorie der Wissenssoziologie. Frankfurt 1969, 144.

andere ungelöste Problem so gewissenhaft wie möglich aufzuarbeiten[74].

2.3 Die Erforschung der objektiven Umwelt

Die theoretische Reflexion der Interaktion zwischen Persönlichkeit und Umwelt und ihrer umwelt- und arbeitsbezogenen Konzeption von Persönlichkeit führt zur Forderung, eine personenbezogene Konzeption von Umwelt und Arbeit zu erstellen[75]. Eine Konzeptualisierung der Erforschung der objektiven Umwelt, d. h. der Arbeitsbedingungen und psychisch-sozialen Anforderungen, unter denen die konkreten Aufgaben der medizinischen Versorgung, Behandlung und Pflege der Patienten sowie der medizinischen Forschung im LKH erfüllt werden, auf die Persönlichkeit hin bedeutet nicht, Arbeitsbedingungen mit Arbeitszufriedenheit zu verwechseln. Hoff kritisiert Studien der Arbeitszufriedenheitsforschung: „Auf der Seite von Arbeit und Beruf werden überwiegend subjektive Perzeptionen der Betroffenen, also Arbeitserfahrungen erfaßt und zum Teil fälschlich als Arbeitsbedingungen ausgegeben.“[76]

Die Personenbezogenheit kommt darin zum Ausdruck, daß objektive Umwelt- und Arbeitsbedingungen danach untersucht und bewertet werden, inwieweit sie der arbeitenden Person Handlungsspielräume zur Verfügung stellt und selbstverantwortliches Handeln so ermöglicht oder sogar fordert, bzw. diese Handlungsspielräume durch ein großes Maß an Restriktivität einengen.

In den Bemühungen um eine personenbezogene Rahmenkonzeption von Umwelt hat Hoff die begriffliche Unterscheidung von Verhalten und Handeln eingeführt. Diese Unterscheidung wird nicht beibehalten, das Grundanliegen, auch die Erforschung der objektiven Umwelt in Beziehung zu den arbeitenden Menschen zu entwerfen, jedoch aufgegriffen.

---

[74] Kohn, M. L., Arbeit und Persönlichkeit: ungelöste Probleme der Forschung, in: Hoff, E.-H., Lappe, L., Lempert, W. (Hrsg.), Arbeitsbiographie und Persönlichkeitsentwicklung. Bern 1985, 41–73, 73.

[75] Hoff, E.-H., Berufliche Sozialisation. Zur Verbindung soziologischer und psychologischer Forschung, in: Hoff, E.-H., Lappe, L., Lempert, W. (Hrsg.), Arbeitsbiographie und Persönlichkeitsentwicklung. Bern 1985, 15–40, 34.

[76] Hoff, E.-H., Arbeit, Freizeit und Persönlichkeit. Wissenschaftliche und alltägliche Vorstellungsmuster. Bern 1986, 175.

Ist die Bestimmung der Person durch die Umwelt stärker als umgekehrt die Bestimmung der Umwelt durch die Person, spricht Hoff von Verhalten[77]. Findet beim Handeln „stärker eine umgekehrte, bewußte Beeinflussung der Umwelt statt", bleibt Hoff doch dabei, daß Person und Umwelt einander beeinflussen und ihrerseits beeinflußbar sind. Die englische Terminologie aus der Rollentheorie, die von „role taking" und „role making" spricht[78], dient als Ausgangspunkt, bei der Konzipierung der Erforschung der objektiven Umwelt im Deutschen gleichfalls Begriffe in der alltagssprachlichen Verwendung ihrer Bedeutung heranzuziehen.

Die Verwendung alltagssprachlicher Begriffe hat nicht nur den Vorteil einer unmittelbareren Verständlichkeit, sie setzt sich auch nicht so leicht dem Vorwurf der begrifflichen Unbestimmtheit aus. Genau darauf weist Kohn hin, wenn er im Zusammenhang der Suche einer gemeinsamen grundlegenden Dimension sowohl der Arbeitswelt als auch der Persönlichkeit Hoffs Formulierung zwar nicht als falsch aber als zu umfassend hält, gleichzeitig aber auch die Schwierigkeit einbekennt, überhaupt eine zufriedenstellende Konzeptualisierung vorzulegen[79].

Da es in der personenbezogenen Beschreibung der objektiven Umwelt darum geht, „Situationen nach dem Ausmaß an Restriktivität zu unterscheiden", d. h. zu erforschen, ob den arbeitenden Menschen objektive Handlungsspielräume zur Verfügung stehen, die persönliche Aus- und Umgestaltung dieser objektiven Umwelt ermöglichen, bzw. ob die objektiven Handlungsspielräume derart begrenzt sind, daß sie eher eine situative Anpassung der arbeitenden Menschen erzwingen, steht der Rede von angepaßtem Verhalten bzw. eigen- oder selbständigem Handeln nichts im Wege. Das Problem liegt in der Verwendung der Begriffe Verhalten und Handeln in der Weise, daß sie explizit als einander ausschließende Prädikate gekennzeichnet werden. Verhalten und Handeln können aber ohne Verletzung des allgemeinen Sprachgebrauches nicht kontradiktorisch verwendet werden. Werden die Prädikate Handeln und Verhalten nun keineswegs als kontradiktorisch verstanden, so ist es dennoch nicht leicht, eine Prädikatorenregel aufzustellen, nach der vom Prädikator Handeln immer auf den Prädika-

---

[77] Hoff, E.-H., Arbeit, Freizeit und Persönlichkeit. Wissenschaftliche und alltägliche Vorstellungsmuster. Heidelberg ^{2}1992, 41.

[78] Ebd. 42.

[79] Kohn, M. L., Arbeit und Persönlichkeit: ungelöste Probleme der Forschung, in: Hoff, E.-H., Lappe, L., Lempert, W. (Hrsg.), Arbeitsbiographie und Persönlichkeitsentwicklung. Bern 1985, 41–73, 63f.

tor Verhalten übergegangen werden kann und dennoch mit dem allgemeinen Sprachgebrauch übereinstimmt.

Es ist klar, daß die soziologische Perspektive eigene Unterscheidungen zu Terminologien festlegt, die sich dann vom allgemeinen Sprachgebrauch sehr unterscheiden können. Handeln und Verhalten stellen in dieser soziologischen Perspektive Unterscheidungen dar, die beide im Dienste der Erforschung der gesellschaftlichen Dimension individuellen Lebens stehen. Es ist nun einmal eine Tatsache, daß die Terminologie der systematischen Entfaltung des Begriffes des sozialen Handelns von Max Weber in der Soziologie eine nicht zu übersehende Bedeutung erlangte[80]. Hier ist es nicht nötig, die Begriffe Handeln und Verhalten durch Prädikatorenregeln einander zuzuordnen, etwa wie in der Definition von Max Weber, wonach Handeln ein mit subjektivem Sinn verbundenes Verhalten darstelle[81], Verhalten also als Oberbegriff für verschiedene Arten des Handelns eingeführt wird[82].

Die wissenschaftstheoretische Auseinandersetzung um die Definition der Begriffe Handeln und Verhalten muß auch auf der Basis der theoretischen Voraussetzungen von Behaviorismus und individuellem Psychologismus verstanden werden. Es geht sehr wohl um die Erhellung einer bestimmten gesellschaftlichen Dimension individuellen Lebens, nämlich um die Erhellung der Person-Umwelt-Interaktion im Allgemeinen öffentlichen Landeskrankenhaus/Universitätskliniken Innsbruck.

In diesem Zusammenhang, der einen bestimmten Ausschnitt der soziologischen Perspektive sozialen Handelns im Krankenhaus betrifft, werden die Begriffe angepaßtes Verhalten bzw. eigenständiges Handeln bei der Beschreibung der objektiven Arbeits- und Umweltsituation als die zwei möglichen Extreme der Person-Umwelt-Interaktion verwendet. Die interaktionistische Sichtweise der gesellschaftlichen Dimension individuellen Handelns bestimmt also hier die Verwendung der Begriffe Handeln und Verhalten.

Angepaßtes Verhalten bzw. selbständiges Handeln werden im Zusammenhang von Wahrnehmung, Verarbeitung und Nutzung objektiv vorgegebener Handlungsspielräume verstanden[83].

---

80 Siegrist, J., Medizinische Soziologie, München [4]1988, 1.

81 Weber, M., Wirtschaft und Gesellschaft. Grundriß der verstehenden Soziologie. 1. Halbband, Tübingen 1956, 1.

82 Morel, J., Grundkurs der Soziologie. Innsbruck 1992, 41.

83 Hoff, E.-H., Arbeit, Freizeit und Persönlichkeit. Wissenschaftliche und alltägliche Vorstellungsmuster. Heidelberg [2]1992, 48.

2.3.1 Begutachtung des Personalbedarfs auf Grundlage der neuen Struktur der Medizinischen Fakultät Innsbruck. Erstellt durch VAMED ENGINEERING im Auftrag der Tiroler Landeskrankenanstaltenges. m. b. H. (TILAK) und des Bundesministeriums für Wissenschaft und Forschung (VAMED-Studie)[84]

Die hier verwendeten Daten sind dem Abstimmungsergebnis der Expertengruppe für die Abstimmung der Ergebnisberichte der VAMED-Studie entnommen. Die Expertengruppe für die Abstimmung setzte sich aus Mitgliedern des Bundeskanzleramtes, des Bundesministeriums für Wissenschaft und Forschung, des Dienststellenausschusses der Universität Innsbruck für die sonstigen Bediensteten, dem Dekanat der Medizinischen Fakultät der Universität Innsbruck, der Direktion für Personal/Marketing der Tiroler Landeskrankenanstalten Ges. m. b. H. und der Pflegedirektion zusammen.

An den Diskussionen zur Erstellung der Arbeitspapiere zur Begutachtung des Personalbedarfs der einzelnen Kliniken nahmen in unterschiedlichem Maß auch Ärztinnen und Ärzte der entsprechenden Kliniken teil.

Ziel und Ausgangspunkt der Personalbedarfsplanung. Es ist das Ziel der VAMED-Studie, Vorschläge zur Aufbauorganisation, die Erhebung der Anforderungen an den Personaleinsatz (Leistungsdaten, Anwesenheitsnotwendigkeiten, u.ä.m.), Personalbedarfsermittlung, Personal Soll-Ist-Vergleich mit Begründung von Abweichungen und Vorschläge zur Personalbedarfsdeckung, insbesondere Hinweise auf Umschichtungspotentiale, die sich aufgrund von Struktur- und Organisationsänderungen ergeben, der Expertengruppe vorzulegen.

Die VAMED-Studie umfaßt aufgrund der in Österreich fehlenden Vorgaben für Qualitätskriterien nicht die Bedarfsprüfung der gemäß Struktur festgelegten Bettenzahlen je Klinik und Abteilung, die Bedarfsprüfung der vorhandenen oder geplanten räumlichen und technischen Ausstattung und die Prüfung der zugrundegelegten Leistungsdaten auf medizinische Angemessenheit und Art und Höhe der Leistungshonorierung. Sie stellt fest, daß die Erarbeitung dieser Kriterien sowie Durchführung von Qualitätssicherungsmaßnahmen auch im medizinischen Bereich eine der Hauptaufgaben

[84] Im folgenden Abschnitt zitiert mit freundlicher Genehmigung der Direktion für Personal und Marketing der Tiroler Landeskrankenanstalten Ges. m. b. H.

einer zukünftigen Gesundheitssystem- und Krankenhausplanung sein wird.

Spezielle Prämissen für die Personalbedarfsplanung stellen die neue Struktur der jeweiligen Klinik aufgrund der Strukturreform der Medizinischen Fakultät der Universität Innsbruck dar, Auslastungsgrad der Kapazitäten von Ambulanzen und Operationssälen und für die Bettenstationen der im Allgemeinen Krankenhaus Wien (AKH) angewandte Bettenschlüssel, z.B. für die chirurgischen Fächer ein Arzt je zwölf belegte Betten, für die Innere Medizin ein Arzt je sieben belegte Betten und für die Intensivstation ein Arzt je 2,5 belegte Betten.

Bezüglich der Personalbedarfsplanung für das Krankenpflegepersonal sowie das Sanitätshilfsdienspersonal erfolgt die Berechnung entsprechend der von der TILAK erhobenen Pflegekategorien – Pflegekategorie I: Patient ist unabhängig, Pflegekategorie II: Patient ist eingeschränkt durch Bettruhe und/oder leichte Behinderung, Pflegekategorie III: Patient ist eingeschränkt durch strenge Bettruhe und/oder schwere Behinderung, Pflegekategorie IV: Patient ist vollständig abhängig –, die mit den entsprechenden Zeitaufwendungen je Kategorie aus dem analytischen Konzept der Deutschen Krankenanstaltengesellschaft bewertet werden. Da diese Pflegekategorisierung auf Intensivstationen nicht anwendbar ist, erfolgt die Berechnung für Intensivstationen nach den Bettenschlüsseln, wie sie in vergleichbaren Einrichtungen des AKH angewendet wurden.

Die Aufgaben der jeweiligen Klinik werden beschrieben ebenso wie die Ablauforganisation im Ambulanz- und Stationsbereich. Der Personal-Ist-Stand wird gemäß den Angaben der Personalstellen und der Kliniken wiedergegeben. Die Aufgaben für das Pflegepersonal auf den Stationen ergeben sich aus dem medizinischen Fachgebiet und der generellen Stellenbeschreibung als Tätigkeiten im Zusammenhang mit Aufnahme und Entlassung von Patienten, Durchführung von Grundpflege und fachspezifischer Untersuchungen und Behandlungen, d.h. Körperpflege, Hilfe bei persönlichen Verrichtungen, Betten, Lagern und Mobilisation der Patienten, Speisenversorgung und Hilfe bei der Nahrungsaufnahme, Krankenbeobachtung und -überwachung, Intensivpflege und Behandlung, Informationsweitergabe und pflegerische Gespräche mit Patienten und Angehörigen, Führen der Pflegedokumentation, Durchführung von medizinischen Leistungen nach Anweisung des Arztes, Assistenz bei ärztlichen Maßnahmen und Vorbereitung der Patienten auf operative und endoskopische Maßnahmen. Die Verwaltung und Führung der Station durch die Stationsschwester umfaßt die

Organisation der Pflege, die Dienstplanerstellung und die Verwaltung des Medikamentendepots.

Die neue Aufbauorganisation der Kliniken. Vorschläge zur Aufbauorganisation sind an der Strukturreform der Medizinischen Fakultät und der ihr angehörigen Kliniken ausgerichtet. Kennzeichnend für die Kliniken ist ihre Doppelfunktion, die einerseits in der Krankenversorgung im Rahmen des Krankenhausbetriebes und andererseits in Lehre und Forschung im Rahmen des Universitätsbetriebes besteht. Krankenhaus- und Universitätsbetrieb bestimmen Leistungen und Funktionsbereiche der Kliniken.

Die Personalbedarfsrechnung. Leistungsdaten, die die medizinischen Aufgaben des jeweiligen Funktionsbereiches quantifizieren, d.h. personelle Standards – Personal in Bezug zu Größen wie z.B. Patienten, Betten, Belegstage, Belegsdauer, Auslastung, etc. –, funktionelle Standards – Leistungen wie z.B. ambulante und stationäre Betreuung von Pateinten, Durchführung fachspezifischer Untersuchungen oder Behandlungen, Durchführung von Funktionsdiagnostiken (Labor, Röntgen, etc.), Durchführung von Operationen, Behandlung von Notfallpatienten, Konsiliarische Betreuung der Kliniken, Untersuchung und Behandlung in Allgemeinen- und Spezialambulanzen, ausführliche Dokumentation, Organisation, Beratung, etc. in Bezug zu Durchschnittswerten für den Zeitbedarf – und Betriebszeiten für den jeweiligen Funktionsbereich als generelle und arbeits- bzw. dienstrechtliche Regelungen gehören als soziale Standards zu den Grundlagen der Soll-Personalbedarfsrechnung.

Bei der Netto- bzw. Produktivarbeitszeit wird für Bundesärzte von jährlich 1640 Stunden ausgegangen. Diese Zeiten orientieren sich an den Standards des AKH und beinhalten Fehlzeiten von 5–6 Wochen Urlaub, 2 Wochen Sonderurlaub, ca. 1 Woche Krankenstand und 160 Stunden Zeitausgleich für geleistete Journaldienste (= ca. 12 Wochen Abwesenheit), sowie pauschalierte Überstunden im Ausmaß von 10 Stunden/Monat (Forschungszulage). Die Differenz zu den Landesärzten ergibt sich überwiegend aus unterschiedlichen Arbeitszeitregelungen.

Bei der Berechnung des Pflegepersonalbedarfes von Diplomschwestern bzw. -pflegern und den Sanitätshilfsdiensten wird von einer Nettoarbeitszeit von 1670 Stunden ausgegangen.

Als Vorschlag zur Personalbedarfsdeckung für das Pflegepersonal wird den Stationen ein Zusatzbedarf von 165 für das Krankenpflegepersonal und 108 für das Sanitätshilfsdienstpersonal, dem Operationsbereich, funktioneller Diagnostik, Allgemein- und Spezialambulanzen, Notfallaufnahme und Aufwachbereich 46 für das Krankenpflegepersonal und 48 für das Sanitätshilfsdienstpersonal ausgewiesen. Der Vorschlag zur Bedarfsdeckung der Oberärzte weist einen Zusatzbedarf von 14 aus, 88 zur Bedarfsdeckung der Assistenzärzte.

2.3.2 Ärztebefragung Mittelbau der Universität Innsbruck und das „Modell Tirol"

Im Frühjahr und Sommer 1991 wurde im Auftrag der Ärztekammer für Tirol vom Institut für Marktforschung Dr. Fessel & GFK eine schriftliche Befragung von Mittelbauangehörigen, d.h. der Assistenten und Fachärzte am Landeskrankenhaus/Universitätskliniken Innsbruck, durchgeführt. 732 Fragebögen wurden an die bundes- bzw. landesbediensteten ÄrztInnen ausgesandt, 439 davon wurden ausgefüllt retourniert.

Die Ergebnisse dieser Befragung beschreiben die Arbeitssituation und spezifischen Arbeitsbedingungen der Mittelbauangehörigen, wie sie auch noch zum Zeitpunkt dieser Untersuchung im Frühjahr und Sommer 1993 Gültigkeit besaßen. Die Befragung kommt zum Ergebnis, daß die Gesamtarbeitszeit in der operativen Klinik – d.h. Chirurgie I/II, Plastische Chirurgie, Unfallchirurgie, Orthopädie, Hals-Nasen-Ohren, Kieferchirurgie, Augenheilkunde und Zahnmedizin – pro Woche im Mittel 84,5 Stunden beträgt, in der konservativen Klinik – d.h. Innere Medizin, Dermatologie/Venerologie, Kinderheilkunde, Psychiatrie, Neurologie, Radiologie, Strahlentherapie, Nuklearmedizin, Physikalische Therapie, Hör-/Stimm- und Sprachstörungen – im Mittel 74,8 Stunden pro Woche beträgt.

Die Arbeitszeit von vertragsbediensteten Spitalärzten des Landes Tirol ab 1. Jänner 1994 in Grundsätzen auf die Basis des Arbeitszeitgesetzes zu stellen, ist Anliegen des „Modells Tirol"[85].

Durch die Realisierung des „Modell Tirol" werden folgende Maximalzeiten eigeführt: 40 Stunden-Woche, 5-Tage-Woche, 8-Stunden-Normalarbeitszeit, Ruhepausen, maximal 75 Stunden wöchentlicher Anwesenheit, maximal 25 Stunden durchgehender Dienst. Nach 24 Stunden und in Ausnahmefällen zusätzlich maximal eine Stunde für die Dienstübergabe, darf der Dienstnehmer für die nächsten 23 Stunden zu keiner Dienstverpflichtung herangezogen werden[86].

---

[85] Modell Tirol. Hg. TILAK Ges. m. b. H., 2f.
[86] Ebd. 8.

2.3.3 Analyse der Dienstzeitregelung des „Ärztemodell Tirol" im Hinblick auf das Gesamtärztepersonal der Universitätskliniken[87]

Diese Untersuchung basiert auf Daten, die von den durch die Vorstände der einzelnen Kliniken Beauftragten erhoben und von Dekan Univ.-Prof. Dr. Fritsch, Doz. Dr. Grünewald und Dr. Conrad zusammengestellt wurden.

Der Berechnung liegt der Stand vom 1. November 1993 vor. Die Berechnung bezieht sich auf den gesamten ärztlichen Personalstand, es wird daher nicht zwischen Landes- und Bundesangestellten unterschieden.

Die Bedarfserhebung geht davon aus, daß der Diensthabende nach dem Nachtdienst plus 1 Stunde Dienstübergabe die Klinik verläßt (maximal 25 Stunden Anwesenheit). Dies bedeutet, daß in der Regel für jeden Journaldienst eine Stelle Mehrbedarf zugeteilt werden müßte. Nach dem „Ärztemodell Tirol" können für den Fall, daß während des Dienstes 6 Stunden oder mehr ungestörte Ruhe eingehalten werden können, Sondervereinbarungen getroffen werden, aufgrund derer die Diensthabenden länger an der Klinik verbleiben (z.B. plus 4 Stunden). Dadurch würde die Zahl der benötigten Stellen geringer werden. Da diese Regelungen jedoch individuell ausgehandelt werden müßten, sind sie in der gegenständlichen Analyse nicht enthalten.

Alle angegebenenen Personalerfordernisse sind Nettozahlen, die noch mit dem Umrechnungsfaktor für Urlaub etc. multipliziert werden müßten.

Zum Begriff „Qualitatives Defizit": grundsätzlich bedeutet das Verlassen der Klinik durch den Diensthabenden nach dem Nachtdienst immer eine gewisse Einbuße an Qualität der Patientenversorgung, da ein „Springer" trotz sachgerechter Übergabe den Heimgehenden in dessen Arbeitssituation kaum je zur Gänze ersetzen kann. Dieses Manko ist bei Anfängern im Fach meist verkraftbar und auch kein Novum, da solche Situationen ja auch bei Personalwechsel durch Urlaub, Krankheit, Kongresse etc. eintreten. Qualitative Defizite dieser Art sind daher Lösungen wie dem „Ärztemodell Tirol" inhärent und werden hier nicht extra festgehalten. Bei hochausgebildeten Spezialisten ist eine Ersetzbarkeit durch einen „Springer" nur in sehr begrenztem Maße möglich und in manchen Kliniken gänzlich unmöglich. Dies besonders dann, wenn die Ein-

---

[87] Im folgenden Abschnitt wird diese Untersuchung zitiert.

heiten, in denen diese Spezialisten tätig sind, sehr klein sind (z.B. 2 vollkompetente Personen mit Hilfspersonal).

Ein solches qualitatives Defizit bedeutet, daß die Funktion der betreffenden Einheiten bei Ausfall eines leitenden Spezialisten nicht aufrecht erhalten werden könnte. Um das „Ärztemodell Tirol" in einer Klinik mit qualitativem Defizit einführen zu können, wäre es erforderlich, alle solche kleine Einheiten generell mit vollkompetentem Personal aufzustocken.

Vollkompetenter Ersatz ist natürlich nicht frei verfügbar und kann grundsätzlich nur auf zwei Wegen gewonnen werden: a) Rekrutierung von außen (eher schwierig) und b) Ausbildung im eigenen Haus nach Zuweisung von Assistentenstellen. In diesem Fall würden Jahre verstreichen, bis die entsprechende Kompetenz erreicht ist; in der Zwischenzeit müßten die vorhandenen Oberärzte das Versorgungsloch durch (bezahlte) Überstunden ableisten (wozu Bereitschaft besteht).

Die Untersuchung hält ausdrücklich fest, daß die Vermehrung von Assistentenstellen als alleinige Maßnahme bei manchen Kliniken ein untaugliches Mittel darstellt und daher von den Kliniken abgelehnt wird. Dies deshalb, weil die Infrastruktur (z.B. Operationssaalkapazität) die sachgerechte Ausbildung von zu vielen Assistenzärzten nicht zuläßt.

Die Zahl der über den VAMED-SOLL-Stand hinaus erforderlichen zusätzlichen Stellen beträgt entsprechend dieser Untersuchung 67.

3 Das Interview

Von Beginn der Konzeption seiner Untersuchungen an weist Hoff auf „Erfahrungen mit offeneren, weniger standardisierten Erhebungsmethoden hin", die die Grundvorstellungen einzufangen vermögen, wohingegen „feste Antwortvorlagen" diese verfehlten und nicht festzuhalten vermochten[88]. Auch später verwies Hoff immer wieder auf methodische Argumente „gegen eine zu starke Vorstrukturierung der Erhebung durch Frageformulierungen und Antwortvorlagen"[89]. „Anstelle der Frage, ob sich Menschen als Subjekt oder als Objekt ihrer Umwelt begreifen, sind für Personen, die an ein situativ variierendes Zusammenspiel interner und externer Kräfte glauben, allein offene „Wie"-Fragen nach der Art dieses Zusammenspiels angemessen."[90]

Hoff ist sich aber auch bewußt, daß ebenso wie starke Vorstrukturierung auch eine gleichbleibend völlig offene oder narrative Befragung nicht in der Lage ist, in den jeweils verschiedenen Erhebungssituationen ein vom Forscher bzw. dessen Instrumentarium nicht schon beeinflußtes und verfälschtes Datenmaterial zu erhalten[91]. Mit diesem Bewußtsein, als Forscher mit dem Untersuchungsinstrumentarium auch schon Strukturierungen vorzugeben, und um dem Bemühen, die Vorstellungswelt des Befragten in den Mittelpunkt zu stellen, Rechnung tragen zu können, da „es gilt, den inneren Bezugsrahmen des Befragten nicht durch das kategoriale System und die Wertungen des Forschers zu verstellen"[92], wurde

---

[88] Hoff, E., Kontrollbewußtsein. Grundvorstellungen zur eigenen Person und Umwelt bei jungen Arbeitern, in: Kölner Zeitschrift für Soziologie und Sozialpsychologie 34 (1982) 316–339, 325.

[89] Hoff, E.-H., Arbeit, Freizeit und Persönlichkeit. Wissenschaftliche und alltägliche Vorstellungsmuster. Heidelberg ^{2}1992, 134.

[90] Ebd.

[91] Ebd. 135.

[92] Hoff, E.-H., Arbeit, Freizeit und Persönlichkeit. Wissenschaftliche und alltägliche Vorstellungsmuster. Bern 1986, 144.

als Befragungsmethode ein mit 30 Minuten begrenztes Interviewgespräch gewählt, das von einer vom Befragten gewählten Situation seines Arbeitsbereiches ausgeht und vom Interviewer anhand eines Interviewleitfadens weitergeführt wird.

Es versteht sich von selbst, daß zum Interviewen neben einer „gewissen Begabung" eine Interviewerschulung auch grundlegend dafür ist, daß ein Mindestmaß an Qualität gesichert und ein einheitliches Vorgehen erreicht werden kann.[93] Von der Interviewerschulung und Begleitung wird ausführlich berichtet werden. Hier sei anhand der klassischen drei Verhaltensmodelle des Interviewerverhaltens das Verhaltensmodell dieser Untersuchung geklärt.

3.1 Das ausgeglichene Interviewen

„Je nach dem Grad, zu dem der Interviewer auf den Befragten eingeht", werden das „weiche Interviewen", das „neutrale Interviewen" und das „harte Interviewen" unterschieden.[94] „Hartes" und „weiches" Interviewen halten „Willigkeit und Fähigkeit der Befragten zu «wahren» Angaben für gering, und hier wie dort betrachtet man eine sehr aktive Rolle des Interviewers bei der Erforschung der «Wahrheit» als notwendig"[95]. Ist es die Hauptaufgabe des „weichen Interviewens", „ein enges Vertrauensverhältnis zum Befragten herzustellen"[96], und zeichnet sich das „harte Interviewen" durch überlegenes Auftreten dem Befragten gegenüber aus[97], wird in dieser Studie von der Vorstellung „einer beruflich bedingten Beziehung" ausgegangen, wie sie beim „neutralen Interviewen" konzipiert ist[98]. Das Interviewerverhaltensmodell ist eindeutig am „neutralen Interviewen" orientiert. Allerdings wird dieses Modell mit einigen Modifikationen vorgestellt, die das klassische „neutrale Interviewen", wie es von E. K. Scheuch vorgestellt wurde, in Richtung des „ausgeglichenen Interviewens"[99] verbessern.

---

[93] Scheuch, E.K., Das Interview in der Sozialforschung in: Handbuch der Empirischen Sozialforschung. Hrsg. René König, Stuttgart 1967, 136–196, 152.

[94] Ebd.

[95] Ebd. 154.

[96] Ebd. 153.

[97] Ebd. 154.

[98] Ebd. 153.

[99] Roede, H., Befrager und Befragte. Probleme der Durchführung des Soziologischen Interviews. Berlin 1968, 46.

Die im klassischen „neutralen Interviewen“ angestrebte „Laborsituation“ kann bei den Interviewbedingungen am A. ö. Landeskrankenhaus/Universitätskliniken Innsbruck gar nicht gewährleistet werden. Auf den Krankenstationen ist es eine schier unüberwindbare Schwierigkeit, in einem normalerweise von mehreren Personen genützten Raum für ganze 30 Minuten einen relativ ruhigen Platz zu finden, wo ungestört durch Arbeits- bzw. Baulärm oder die Neugierde und Kontrolle von Dritten das Interview gegeben werden könnte.

Auch die „Verhörtechnik“, wie sie das harte Interview fordert[100], ist nicht sehr zielführend. Für das angestrebte „ausgeglichene Interviewen“ werden jedoch einige Orientierungsregeln für weiche Interviews übernommen. Der Interviewpartner wählt seine eigene Arbeitssituation und solange er von diesem Thema spontan redet, zeigt der Interviewer Interesse und folgt den Gedanken des Interviewpartners, ohne zu versuchen, das Gespräch zu unterbrechen, den Gesprächsgegenstand zu wechseln, noch zu einem anderen, ihm wichtiger erscheinenden Thema zu kommen, noch mit wertenden Äußerungen, wie z.B. Vorwürfen, eigenen Gefühlen und Meinungen, die Offenheit des Interviewpartners zu beeinträchtigen[101]. Es kann – im Gegensatz zu den Modellen des „weichen“ und „harten Interviewens“- davon ausgegangen werden, daß die Untersuchungsperson von sich aus bereit ist, objektive und subjektive Sachverhalte mitzuteilen. Der Interviewer „nimmt mit dem Befragten Kontakt auf, begegnet ihm freundlich, verbindlich und als relativ gleichberechtigtem Partner bei der Erarbeitung der objektiven und subjektiven Sachverhalte und erklärt ihm daher auch das gemeinsame Anliegen“[102]. Ein Modell dieser Kontaktaufnahme stellt das erste Blatt des Interviewleitfadens dar. Der Interviewer stellt die Beziehung als beruflich bedingte her, die Untersuchung dient einer Habilitation. Er legt dar, daß die Studie von der Krankenhausdirektion und -leitung genehmigt wurde und die Anonymität des Interviewpartners gesichert ist. Er erklärt den Ablauf und die Dauer des Interviews und beantwortet eventuelle Frage. Diese betreffen vor allem die Frage nach dem Zustandekommen der Stichprobe und der tatsächlich gegebenen Anonymität.

---

[100] Atteslander, P., Methoden der empirischen Sozialforschung. Berlin 1975, 96.

[101] Ebd. 95.

[102] Roede, H., Befrager und Befragte. Probleme der Durchführung des Soziologischen Interviews. Berlin 1968, 46.

Der Interviewer ist stark „an reinen Deskriptionen von Ereignissen und Prozessen sowie an «Denk»-Inhalten interessiert[103]. Dieses Eigeninteresse des Interviewers wird sich, ebenso wie Evaluationen, Unterbrechungen, Themenwechsel, etc., im Interview niederschlagen. Die Erfassung der Interaktionen zwischen Interviewer und Interviewpartner vom Verhalten des Interviewers aus gesehen, d.h. der Interaktionsstil des Interviewers, soll anhand folgender Stilmerkmale in dieser Studie dokumentiert werden: ausgeglichen und unausgeglichen. Der unausgeglichene Stil zerfällt wiederum in den direktiven und wertenden Stil.

Unter ausgeglichener Verhaltensweise wird ein Interviewerverhalten verstanden, das sich an den vorgegebenen Themen des Interviewleitfadens – nicht unbedingt an der im Leitfaden vorgegebenen Reihenfolge der Themen – orientiert, den Ausführungen des Interviewpartners mit Interesse und ohne zu unterbrechen folgt, bzw. Fragen zur Vertiefung des Themas stellt. Ausgeglichene Fragen stellen also typischerweise die Fragen des Interviewleitfadens dar, die Fragen 2, 12 und 13 sind typische Vertiefungs, d.h. „Wie"-Fragen, die vom Interviewer Genanntes aufgreifen.

Die direktive Verhaltensweise liegt dann vor, wenn der Interviewer den Interviewpartner derart unterbricht, daß ein eben vom Interviewpartner angesprochenes Thema aus dem Gespräch verschwindet, oder ihm einen Gesprächsgegenstand anbietet, der weder ausdrückliches Thema des Interviewleitfadens ist, noch vom Interviewpartner selbst genannt wurde.

Unter wertendem Interviewerverhalten sind Ausdrücke zu verstehen, die dem Interviewpartner ausdrücklich persönliche Gefühle, Meinungen, Überzeugungen und Urteile des Interviewers entgegenstellen, ohne daß der Interviewpartner danach gefragt oder darum gebeten hätte.

3.2 Interviewleitfaden

Der von Hoff und Hohner[104] modifiziert übernommene Interviewleitfaden und im Anschluß daran die in Laufe des Interviews den Befragten in Zufallsreihenfolge vorgelegten Kärtchen[105] werden wiedergegeben:

---

[103] Ebd.

[104] Hoff, E.-H., Hohner, H.-U., Methoden zur Erfassung von Kontrollbewußtsein. Berlin 1992. A3–A6.

[105] Ebd.

Grüß Gott, ich heiße Michael Martin und möchte gerne mit Ihnen ein Interview machen.

Ich arbeite an einem Projekt mit, das sich für Ihre Sicht der Arbeit hier an der Klinik interessiert. Sie sind aufgrund der alphabetischen Reihe der Ärzte [Schwestern bzw. SHD] ausgewählt worden.

Diese Gespräche sind selbstverständlich anonym, d.h. Ihr Name wird von mir nicht auf dem Tonband oder schriftlich festgehalten.

Ich möchte zuerst 30 Minuten mit Ihnen über Ihre Arbeit hier auf der Krankenstation/in der Klinik sprechen. Dann möchte ich mit Ihnen einen Fragebogen durchgehen.

Jetzt möchte ich Sie fragen, ob Sie irgendwelche Einwände haben, ob wir noch etwas klären sollen?

Sind Sie einverstanden, daß wir beginnen?

Gut, dann können wir beginnen.

Persönliche Überzeugungen:

1. Ich möchte mit Ihnen über Ihre Arbeit sprechen; (hier auf der Station – bzw. in der Ambulanz, im Operationssaal, hier in der Klinik, etc.).
   Welche Einflüsse spielen in Ihrer Arbeit eine Rolle und welche Kräfte sind für Ihr Handeln maßgebend?
   Können Sie mir das vielleicht anhand einer konkreten Situation, einem Beispiel aus Ihrer Arbeit, schildern?
   Welche Einflüsse spielen da eine Rolle?
2. Wie war das genauer? Können Sie das näher beschreiben, bitte?
3. Was war da noch beteiligt und wichtig ?
4. Kommen diese Einflüsse [der Interviewer zählt das bisher Genannte auf] auch noch in anderen Situationen in Ihrer Arbeit [auf der Krankenstation, etc.] vor?
5. Beschreiben Sie bitte diese Situationen und Erfahrungen etwas näher. Wenn Sie diese Situationen meistern müssen, handeln Sie da ähnlich wie Sie das eben vorhin [Interviewer nennt das erste Beispiel, das der Interviewpartner brachte] geschildert haben?
6. Waren in dieser Situation [Interviewer wiederholt eine genannte Situation nach der anderen] noch andere Einflüsse [Inter-

viewer wiederholt die bereits genannten Einflüsse] vorhanden und für Ihr Verhalten wichtig?
Sind diese Einflüsse immer gleich oder wechseln sie?

7. Wenn Sie Ihr Verhalten im ersten Beispiel, das Sie genannt haben [Interviewer nennt die konkrete Situation], betrachten: Wie beurteilen Sie Ihr Handeln? War es angemessen – unangemessen, realistisch – unrealistisch?

8. Was ist dabei [Interviewer nennt die konkrete(n) Situation(en) von vorher], herausgekommen? Wie ist das für Sie ausgegangen? Erfolgreich – nicht erfolgreich, zufrieden – unzufrieden?

9. Ich zeige Ihnen jetzt vier Kärtchen, mit vier verschiedenen Grundüberzeugungen. Wenn Sie an das denken, was Sie mir erzählt haben, könnten Sie dann sagen: Diese Vorstellung, dieses Kärtchen paßt zu mir, dies ist auch meine persönliche Überzeugung?
[Mein Verhalten bei der Arbeit wird hauptsächlich bestimmt durch …
a …mich selbst, eigene Einflüsse (durch meine Fähigkeiten, Eigenschaften, Anlagen oder Begabungen; oder durch eigene Kraft, Anstrengungen, Bemühungen oder Ausdauer).
b …äußere Einflüsse (durch wichtige Personen; oder durch technische, sachliche oder organisatorische Notwendigkeiten; oder durch allgemeine Bedingungen in Wirtschaft und Politik).
c …unvorhersehbare Einflüsse (es kommt mal so, mal so, zum Beispiel durch äußere Zufälle; oder durch innere Stimmungen, Launen; oder durch Glück oder Pech; oder durch das Schicksal).
d …alle Einflüsse zusammen (sowohl äußere als auch innere oder auch zufällige Einflüsse spielen eine Rolle; dabei kommt es ganz auf die Situation an, welche Einflüsse jeweils am wichtigsten sind)].

10. Können Sie einmal versuchen anzugeben, zu wieviel Prozent jedes Kärtchen für sie zutrifft? So ungefähr.

11. D.h. es gilt (nicht) ganz generell und grundsätzlich für Sie?

12. Können Sie das etwas erläutern bzw. genauer erklären? [Der Interviewer greift die vom Interviewpartner bisher genannten Beispiele auf.] Können Sie die entscheidenden Einflüsse etwas genauer beschreiben, vielleicht in der Art der Beispiele auf den Kärtchen?

13. Wie kommen Sie zu dieser Einschätzung?
[Der Interviewer nennt die Beispiele des gewählten Kärtchens und versucht, die Kontrollfaktoren in ihrem Zusammenspiel (additiv oder dynamisch, z.B.) exakter zu bestimmen:
- wenn interne und externe (eventuell fatalistische) Faktoren genannt werden: gelten sie multikausal als additive Determinanten oder werden sie wirklich interaktionistisch ihrerseits kausal miteinander verknüpft? Wie sieht diese Verknüpfung aus? Der Interviewer besteht geduldig auf einer Beschreibung der Verknüpfungen (Dies immer intersituativ betrachtet, bezogen auf dieselbe Situation, dasselbe Beispiel, denselben gedanklichen Gegenstand).
- bei interaktionistischer Orientierung muß nach der Art des Zusammenspiels gefragt werden.]

14. Haben Sie einmal die Erfahrung gemacht, daß nun ganz andere Einflüsse wichtig waren in einer bestimmten Situation, als Sie selber sich dies gedacht oder erwartet hätten? Haben Sie einmal eine Situation völlig falsch eingeschätzt? Haben Sie die wirklichen Einflüsse auf Ihr Handeln dabei über- oder unterschätzt? Können Sie dafür Beispiele nennen?
- z.B. für die Überschätzung eigener Kräfte, eigener Einflußmöglichkeiten und Unterschätzung äußerer Einflüsse?
- oder z.B. umgekehrt für die Überschätzung äußerer Einflüsse und Unterschätzung persönlicher Kräfte?

Überzeugungen bei anderen Menschen:

15. Welches ist Ihrer Meinung nach die weitverbreiteste Vorstellung unter den Menschen, die hier in der Klinik arbeiten? An welche Einflüsse glauben Ihre Kollegen hier?

16. Können Sie hier auch bitte versuchen zu schätzen, wie es mit den prozentuellen Anteilen aussieht? Wieviel Prozent der Menschen, die hier in der Klinik arbeiten, haben jeweils diese Überzeugungen?
[Der Interviewer frägt unter Umständen nach den Vorstellungen der wichtigsten siginifikant Anderen in den Arbeitsbereichen des Interviewpartners. Kollegen, Vorgesetzte, Freunde/innen, Untergebene, etc..]

17. Könnten Sie nun einmal ganz allgemein sagen, mit welcher dieser Vorstellungen „fahren“ die Leute hier am besten? Womit

kommt man damit in der Klinik am weitesten? Was führt auf Dauer zu Erfolg? [Erfolg vom Interviewpartner definieren lassen, ebenso dann Mißerfolg.] Und was zu Mißerfolg?

18. Finden Sie es gerecht, daß Leute mit dieser Überzeugung begünstigt/benachteiligt werden? Warum? (Was müßte hier Ihrer Meinung nach geändert werden? Warum?) [Der Interviewer spricht den Interviewpartner nicht auf Vorstellungen an, die er von der Gesellschaft außerhalb des Kliniklebens hat.]

Zur Verdeutlichung der Interviewsituation werden die vier Kärtchen vorgestellt:

Mein Verhalten und Handeln bei der Arbeit wird grundsätzlich bestimmt

durch

mich selbst, eigene Einflüsse

z.B.
- durch meine Fähigkeiten, Eigenschaften, Anlagen oder Begabungen
- durch eigene Kraft, Anstrengungen, Bemühungen oder Ausdauer

Mein Verhalten und Handeln bei der Arbeit wird grundsätzlich bestimmt

durch

äußere Einflüsse

z.B.
- durch wichtige Personen
- durch technische, sachliche oder organisatorische Notwendigkeiten
- durch allgemeine Bedingungen (Verwaltung, Politik, Direktion, etc.).

Mein Verhalten und Handeln bei der Arbeit wird
grundsätzlich bestimmt

durch

unvorhersehbare Einflüsse

es kommt einmal so, einmal so, z.B.
- durch äußere Zufälle
- durch innere Stimmungen, Launen
- durch Glück oder Pech
- durch das Schicksal

Mein Verhalten und Handeln bei der Arbeit wird
grundsätzlich bestimmt

durch

alle Einflüsse zusammen

sowohl äußere als auch *innere* oder auch zufällige Einflüsse spielen eine Rolle.
Dabei kommt es ganz auf die Situation an,
welche Einflüsse jeweils am wichtigsten sind.

3.3 Der Fragebogen

Am Ende des maximal dreißigminütigen Interviews wird der Interviewpartner gebeten, den Fragebogen auszufüllen. Darin wird – siehe Anhang – nach Alter, Berufsjahren, Geschlecht, Funktion, Klinik, Dienstverhältnis und Dienstvertrag gefragt und nach der subjektiven Beurteilung von Arbeitsanforderungen, Arbeitsumständen und Arbeitsbedingungen entsprechend den Werten „sehr frei", „eher frei", „unentschieden", „eher eingeschränkt" und „sehr eingeschränkt".

4 Die Interviewergruppe

Sorgsame Auswahl, gute Schulung und Betreuung sind für das Gelingen der Untersuchung von entscheidender Bedeutung[106]. Die Anforderungen, die an den Interviewer als „vermittelndes Medium" gestellt werden, sind sehr groß; Interview- und Befragungstätigkeit ist grundsätzlich eine anstrengende und mühsame Arbeit[107]. Es ist seine Aufgabe, kontaktfreudig und -fähig mit den im Krankenhaus arbeitenden Menschen eine Gesprächsbasis des Vertrauens aufbauen zu können, gut zuzuhören, ohne selber Meinungen zu äußern und sich dennoch mit großer Disziplin an Interviewleitfaden und Fragebogen zu orientieren[108].

4.1 Auswahl und Zusammensetzung

Als wissenschaftliche Mitarbeiter wurden Frau Mag. Jolanda Krismer, Diplompsychologin, Herr Josef Pisching, Marktwirtschaftler mit Interviewerfahrungen aus der Produktforschung und Herr Mag. Thomas Weber, Betriebswirt, gewonnen.

Es war wichtig, „neugierige" Interviewer mit Interesse, Offenheit und einer bereits im Vorgespräch verbalisierten persönlichen Motivation zu einer Auseinandersetzung mit der Arbeitswelt des Landeskrankenhauses/Universitätskliniken gewinnen zu können. Es wurde auch nicht auf „Routiniers" des Klinikbetriebes gesetzt, deren Blick vielleicht schon durch festgeschriebene Vorerfahrungen oder Betriebsblindheit verstellt war, noch auf vordergründige Neugierde, die das sensible und brisante Projektthema bei Bewerbern oft ausgelöst hatte.

---

106 Kirschhofer-Bozenhardt, Kaplitzka, G., Das Interviewernetz, in: Kurt Holm, (Hrsg.) Die Befragung 1. München 1975. 127–135.

107 Ebd.

108 Ebd.

Die Auswahl von Vertretern verschiedener wissenschaftlicher Disziplinen war bewußt. Die unterschiedliche berufliche Orientierung der Interviewer sowie die Geschlechterverteilung sollten helfen, die „Interviewer-Bias“ so gering wie möglich zu halten[109]. Die unterschiedlichen wissenschaftlichen Sichtweisen, die durch die Mitarbeiter vertreten werden, unterstreichen die Interdisziplinarität des angestrebten Forschungsprozesses wesentlich und sind wertvolle Hilfe, die Komplexität der gesellschaftlichen Wirklichkeit des Großkrankenhauses besser zu begreifen, als dies Spezialisten aus nur einer wissenschaftlichen Disziplin vermocht hätten.

4.2 Schulung

Die Interviewerschulung mußte gut vorbereitet werden und wurde auf 4 Tage zu je zwei Einheiten von 2 Stunden anberaumt. Gemeinsame Treffen der Interviewergruppe dienen wesentlich auch dem gegenseitigen Kennen- und Schätzenlernen, dem Ausbau des Gruppengefühles und der Motivation, gemeinsam die Herausforderung der Untersuchung bewältigen zu wollen.

Zunächst wurden die Mitarbeiter anhand der Themen „Empathie und Selbststand“ bzw. „Interviewarbeit und Erholungsarbeit“ auf die kommende Arbeit vorbereitet. Anschließend wurden anhand von Interviewleitfaden, Fragebogen und drei Probeinterviews die Interview- und Fragetechnik erläutert, zuletzt die theoretische Konzeptualisierung des Untersuchungsmodelles dargelegt. Schriftliche Ausführungen zu diesen Punkten wurden an die Mitarbeiter als Informationsunterlagen zum Hineinfinden in die kommenden Aufgaben verteilt.

Mit Hilfe von „gespielten“ Interviewsituationen wurden die Kontaktaufnahme, Vorgespräche und Interviews durchgespielt. Die Interaktion Interviewer-Interviewpartner ist individuell verschieden. Eine gewisse Gleichförmigkeit der Interviewgespräche und Gesprächsführung ist aber für die Aussagekraft der Interviews von großer Bedeutung[110]. Die Übung der Aufnahmetechnik und Bedienung der Aufnahmegeräte ersparte spätere Enttäuschungen.

Es mußte am Interviewbeginn geübt werden zu achten, eine konkrete Arbeitssituation vom Interviewpartner erzählt zu bekom-

---

[109] Ebd.

[110] Hoff, E.-H., Arbeit, Freizeit und Persönlichkeit. Wissenschaftliche und alltägliche Vorstellungsmuster. Bern 1986.

men, und dann während des Interviews nach Möglichkeit bei dieser einen konkreten Situation zu bleiben. Natürlich waren die Interviewer immer wieder versucht, mit eigenen Meinungen die Erzählungen zu kommentieren, eigene Themen in das Gespräch einzuführen, bzw. von den Interviewpartnern angesprochene Themen zu unterbrechen oder aus dem Gespräch fallen zu lassen.

Das Spielen von Interviews und deren anschließende gemeinsame Besprechung führte in diesen Vorbereitungstagen aber auch zu vielen Klarheiten. Der Interviewleitfaden wurde gemeinsam für alle verständlich in seinen vier Hauptpunkten zusammengefaßt: 1. die Situation, 2. die Einflüsse, 3. wie er/sie sich zurecht gefunden hat, 4. wie er dies beurteilt. Besondere Überlegungen galten der Vorgehensweise, wie der Interviewer aus den 4 Kärtchen dann die Verbindung zwischen den Kärtchen erfrägt.

Im folgenden werden die Ausführungen zu den Themen „Empathie und Selbststand" bzw. „Interviewarbeit und Erholungsarbeit" wiedergegeben:

4.2.1 Empathie und Selbststand

Von der Selbsterfahrung des Interviewers aus gesehen gibt es sympathische und unsympathische Interviewpartner. Der Interviewer steht vor dem Problem, wie kann ich einem unsympathischen Interviewpartner auch Empathie signalisieren? Es handelt sich um das Dilemma zwischen Empathie und Selbstkongruenz, d.h. es ist für den Interviewer sehr schwer, „daß er Verständnis und Wertschätzung «echt» signalisieren kann angesichts eines Gesprächspartners, den er spontan als «unsympathisch» empfindet"[111].

Je mehr ich den Interviewpartner von seinem Arbeitsleben erzählen lasse, bzw. befrage, desto mehr gleichen wahrscheinlich seine möglichen Einstellungsänderungen denen eines erfahrenen Therapeuten: „Er erfährt auch von dem Befragten, den er ursprünglich und spontan «nicht mochte», so viel aus dessen Alltag und Biographie, daß plausible Erklärungen darüber entstehen, wie dieser Befragte zu dem geworden ist, der er zur Zeit «ist» beziehungsweise als der er sich im Interview darstellt. Dieses Wissen kann das Dilemma zwischen Empathie und Selbstkongruenz entschärfen."[112]

---

[111] Hoff, E.-H., Arbeit, Freizeit und Persönlichkeit. Wissenschaftliche und alltägliche Vorstellungsmuster. Bern 1986, 145.

[112] Ebd.

Von der Seite der Selbsterfahrung aus begegnet der Interviewer in seiner Arbeit ähnlichen Problemen, wie sie der Interviewpartner im Krankenhaus erlebt. Die Umwelt Krankenhaus und deren Einflüsse sind für beide sehr ähnlich. Das Problem Empathie-Selbststand ist für die Gesundheitsberufe im allgemeinen zentral. Für den Interviewer ist es wichtig, dieses Problem in seiner Arbeit zu beobachten und damit zurecht zu kommen, um aus dieser Selbsterfahrung heraus dann die Interviewpartner verstehen zu können. Die Sozialisation des Interviewers in der Klinik ist der Sozialisation der Interviewpartner in der Klinik sehr ähnlich.

Verständnis für die Interviewpartner aufzubringen, bedeutet oft, Verständnis für Problemfelder, die im allgemeinen nicht thematisiert und ausgesprochen, jedoch sehr stark erlebt und gefühlt werden. Die Folge sind Distanzierungstechniken, die auch zur Ablehnung von Interviewgesprächen führen können. Diesen standzuhalten, stellt für die Interviewer eine große nicht zu unterschätzende Belastung dar.

Die Problemfelder ergeben sich z.B. aus dem Gegensatz von zweckrational wissenschaftlichem Handeln und überdurchschnittlichen menschlichen Belastungen[113]. Ärztliches und schwesterlich-pflegerisches Handeln erfordert unter anderem eine besondere physische und psychische Standhaftigkeit, eine hohe intrinsische Motivation und Leistungsbereitschaft, ein „Durchhaltevermögen“ auch in außergewöhnlichen Belastungssituationen (Erfahrung von Leid und Leiden, Sterben und Tod, Unglücksfällen und Katastrophen).[114] Die Interviewer werden in den Interviews mit diesen Arbeitssituationen konfrontiert werden. Sie benötigen dann angesichts eigener psychischer Bedrohung selbst Durchhaltevermögen und Standhaftigkeit. Ein zuwenig an Empathie unterbricht das Gespräch, ein Zuviel führt zur schnellen Ermüdung des Interviewers. Erzählt z.B. eine diplomierte Krankenschwester, daß ihr Oberarzt einer Patientin nicht sagte, daß sie todkrank an Krebs erkrankt sei, daß sie selbst nichts sagen durfte, dies aber unbedingt gewollt hätte und sie jetzt noch, eineinhalb Jahre nach dieser „Tragödie“, darunter sehr leidet, daß die Patientin ihren Tod ahnte, darüber aber nie gesprochen wurde, und auch die Assistenten und anderen Oberärzte aus Angst vor ihrem Chef nichts sagten, dann darf die legitime Lenkung des Interviews anhand des Interviewerleitfadens hier nicht zur Distanzierungstechnik werden.

---

[113] Siegrist, J., Medizinische Soziologie. München [4]1988, 209–241.
[114] Ebd.

Als Handlungsanweisung für den Interviewer im Spannungsfeld von Offenheit und Strukturierung gilt es, gegenüber den negativen Extremen einer bloß echohaften Wiederholung einerseits sowie einer allzu stark und durchgängig wertenden Stellungnahme andererseits einen Mittelweg zu finden, der sich am Leitfaden mit den dort vorgegebenen Themen und Fragekomplexen und dem Erzählten orientiert[115].

4.2.2 Interviewarbeit und Erholungsarbeit

Es geht dem Interviewer, bei allem Verständnis für die Interviewpartner und deren Arbeitssituation, darum, Interviews zu bekommen. Die Erfahrung zeigt, daß der Interviewer immer positive Rückmeldungen bekommt, wenn er dieses Eigeninteresse auch im Interviewvorgespräch klar ausdrückt. Er bittet, ein Interview zu bekommen, für sich. Er verspricht keinen Handel, etwa in der Art: Du machst mit mir ein Interview und ich helfe Dir damit, Deine persönliche Arbeitssituation zu verbessern.

Es war wichtig zu lernen, mit jedem Interviewpartner ein eigenes Vorgespräch zu führen und dies möglichst schon unter 4 Augen und nicht in einer Gruppe zusammen mit Arbeitskollegen des Interviewpartners.

Es ist wichtig, in der Kontaktaufnahme und Vorstellung eine Vertrauensbasis für das Interviewgespräch zu schaffen. Hoff thematisiert das Problem der „Datenerhebung als Kommunikation"[116]. Im Gegensatz zur Therapiesituation steht dem Interviewer nicht beliebig viel Zeit sondern nur eine halbe Stunde zur Verfügung[117]. „Der Interviewer hat es zudem in der Regel nicht mit Personen zu tun, die aufgrund ihres Leidensdruckes etwas von ihm «wollen»; sondern die Initiative geht umgekehrt von ihm selber aus. Er ist es, der etwas von seinem Gesprächspartner wissen, aus ihm «herausholen» will."[118]

Erholungsarbeit heißt nun nicht nur, die Ökonomie von Empathie und Selbststand während des Interviews zu beachten sondern heißt vor allem, zwischen den Interviews genügend Zeit zur Erholung, Verdauung der Eindrücke und Neuauftanken von frischen

---

[115] Hoff, E.-H., Arbeit, Freizeit und Persönlichkeit. Wissenschaftliche und alltägliche Vorstellungsmuster. Bern 1986, 144.

[116] Hoff, E.-H., Arbeit, Freizeit und Persönlichkeit. Wissenschaftliche und alltägliche Vorstellungsmuster. Bern 1986, 143.

[117] Ebd.

[118] Ebd.

Kräften, Energien und Erhalten der Motivation zum Weiterarbeiten einzubauen und zu pflegen.

Für diese Erholungsarbeit war es wesentlich, daß der Interviewergruppe im Klinikbereich ein eigener Raum zu Verfügung stand, in dem Erholung, gemeinsamer Austausch von Erfahrungen, Schwierigkeiten und freudiger Erlebnisse stets möglich waren. Dieser Raum als ruhige Insel im ermüdenden Klinikbetrieb ermöglichte immer wieder den Rückzug zum Sammeln neuer Kräfte.

Als besonders vorteilhafte Entscheidung, Eintritt in die Klinik und Zugang zu den an der Klinik arbeitenden Menschen zu bekommen, war die Einkleidung der Interviewergruppe mit weißen Mänteln. Den weißen Mantel zu tragen, war in der Interviewergruppe nicht unumstritten, Hemmungen, dieses Statussymbol der Klinik als Nichtmediziner selbst zu übernehmen und die Meinung, die soziale Erwünschtheit als Interviewer würde darunter eher leiden, wurden geäußert. Der weiße Mantel wurde dann von der Interviewergruppe mit den Argumenten getragen, es handle sich dabei um so etwas wie einen Personalausweis und wäre aus hygienischen Gründen im Krankenhaus erforderlich. Während der Interviewphase zeigte sich sehr schnell, daß das Tragen eines weißen Mantels die schwere Interviewarbeit tatsächlich erleichterte.

4.3 Betreuung

4.3.1 Einführung in die Klinikwelt

Die Interviewergruppe hatte Photokopien des Briefes der ärztlichen Direktion, die freundlichweise die Erlaubnis zur Durchführung der Untersuchung erteilte und die Ordinarien und Institutsvorstände, geschäftsführenden Oberärzte und Oberschwestern um Unterstützung der Interviewergruppe ersuchte, ausgehändigt bekommen. Dazu konnten sie sich mit einer Bestätigung, die sie als wissenschaftliche Mitarbeiter am Forschungsprojekt auswies, vorstellen.

Als Projektleiter war ich bemüht, mit den einzelnen Ordinarien und Klinikchefs zu sprechen und um Unterstützung des Projektes zu bitten. Dr. Grünewald hatte die Freundlichkeit, an den akademischen Mittelbau einen Brief mit der Bitte um Verständnis und Unterstützung des Projektes auszusenden.

Die Pflegeleitung ermöglichte es, daß das Projekt, Projektleiter und Mitarbeiter in der Oberschwesternkonferenz vorgestellt und um Unterstützung gebeten wurde. Persönliche Gespräche mit

Ober- und Stationsschwestern dienten gleichfalls zur Überwindung der Skepsis gegenüber einer weiteren Belastung durch eine Befragung, die dann geweckte Hoffnungen nur wieder herb enttäuschen würde.

4.3.2 Regelmäßige Treffen

Am 1. Juni 1993 wurden von den Mitarbeitern die ersten Interviews aufgenommen, am 4. Juni 1993 trafen sie sich mit dem Projektleiter zum ersten Austausch über die gemachten Erfahrungen.

In den drei Monaten, in denen die Interviewergruppe arbeitete, gab es in regelmäßigen Abständen insgesamt zwölf derartige Treffen. Ist es bei einer kleinen Interviewergruppe erheblich leichter, sich der gewünschten Gleichförmigkeit der Interviews zu nähern, bedeutet die kleine Interviewergruppe freilich eine höhere Belastung des einzelnen Interviewers. Diese Belastungen zu thematisieren und gemeinsam nach Möglichkeiten der Entlastung zu suchen, war eine wesentliche Aufgabe der regelmäßigen Treffen mit der Interviewergruppe.

In den ersten Wochen der Untersuchung war bei den Diplomschwestern die Scheu vor dem Mikrofon ein immer wiederkommendes Thema. Bei jedem Treffen der Interviewergruppe hatte der Projektleiter Beobachtungen zu einigen bereits gemachten Interviews mitgebracht. Zu Beginn des Interviewens stellte sich besonders die Schwierigkeit, zur Erzählung einer konkreten Arbeitssituation zu kommen. Auf Fragen nicht zu vergessen, war eine weitere Anfangsschwierigkeit in der Interviewergruppe. Es ist oft schwierig, nach dem Zusammenspiel der Karten zu fragen und schon müde und ausgelaugt noch Fragen zur Selbst- und Fremdeinschätzung, geschweige denn zur Gerechtigkeit, zu stellen.

Ebenfalls gleich in der ersten Woche wurde allen klar, daß es sehr schwierig ist, pro Tag mehr als zwei Interviews aufnehmen zu können. Anstrengend war dabei vor allem die Vorbereitung eines Interviewgespräches. Besonders für die Diplomschwestern war die Zusicherung und Plausibilität der Anonymität der Umfrage von großer Wichtigkeit, ebenso wie das Glaubhaftmachenkönnen des Zufalles als Prinzip der Stichprobenauswahl. Die Vorarbeit, überhaupt erst zu einem Vorbereitungsgespräch zu gelangen, nahm schon bis zu 4 Stunden in Anspruch und stellte für die Interviewer eine sehr große Belastung dar. Die Ablehnung, nach diesem Vorgespräch zu einem Interview bereit zu sein, war bei den ÄrztInnen und SHDs erstaunlich gering. Belästigungen und Störungen durch Bau-, Putz- oder Gesprächslärm waren bei vielen Interviews die ständigen Begleiter. Nur einem Teil der Interviewpartner, nämlich etwa einem Viertel der befragten Ärztinnen und Ärzte war es möglich, den von den Interviewern angebotenen Raum zum Interview aufzusuchen. Arbeitsorganisation und Kontrolle der Diplomschwestern bzw. -pfleger und SHDs verunmöglichen, daß auch sie das Interview in einem ruhigen Zimmer außerhalb ihrer Klinik geben konnten.

In dieser Zeit machten die Mitarbeiter bei ihrem Weg durch die Klinik anscheinend dieselbe Phase durch, die ein Turnusarzt zu Beginn seiner ärztlichen Tätigkeit im Krankenhaus erfährt. Es geht um das das Gefühl, eigentlich völlig unnütz und überflüssig sein. In dieser Zeit ist die Ermutigung, es geht sehr wohl um eine sehr sinnvolle und wichtige Arbeit, für die Mitarbeiter wesentlich.

Am Ende des ersten Monats wurde die große Hektik in der Chirurgie, die „alle Leute dort beherrscht", thematisiert. Diese Hektik vermittelt den Interviewern das Gefühl, sie nehmen den Schwestern, Pflegern, ÄrztInnen und Sanitätshilfsdiensten wichtige Arbeitszeit weg, und dies erzeugt wiederum ein schlechtes Gewissen. Dem schlechten Gewissen stand jedoch oft die Erfahrung entgegen, daß die Interviewpartner nach dem Gespräch doch sehr dankbar für diese Gelegenheit, einmal von der Arbeit sprechen zu können und zugehört zu bekommen, waren, auch wenn sie vor dem Gespräch über mangelnde Zeit für das Interview klagten. Vor Beginn des Interviews sagte etwa ein Arzt: „Habe höchstens 10 Minuten für solche Dinge Zeit, denn ich hab etwas besseres zu tun!" Am Schluß des Gespräches sagt dann derselbe Arzt: „Wenn ihr noch was brauchts könnts ruhig kommen." Zweifelsohne ist der Zeitdruck an der Klinik enorm, „die Leute haben keine Zeit". Und zweifelsohne führt die Inanspruchnahme von Zeit zu einem extremen Druck, der ein schlechtes Gewissen macht. Diesem Druck zu widerstehen, stellte eine große Belastung für die Interviewergruppe dar.

Die SHDs hatten weniger Scheu und Angst, etwas auf Band zu sprechen, als dies die Diplomschwestern hatten. Nach einem Interview fühlte sich das Sanitätshilfsdienstpersonal in der Regel sehr gut. „Das war ein tolles Gespräch", sagen sie dann, und sind richtig stolz auf sich. Und Kollegen sagen über Kollegen: „Der hat ein Interview gemacht und weil er es tat, kommt er sich jetzt gut vor!" Sie sagen auch: „Ich sage, was ich mir denk, ich hab gesagt, was ich mir denk" und darüber sind sie sehr stolz. Am Ende des Interviews ist es dann oft schwierig, das Interview zu beenden und sich zu verabschieden. Die Gespräche werden dann oft derart persönlich, daß sie kein Ende mehr finden wollen.

Mitte Juli war die Hälfte der Interviews bereits aufgenommen. Mit zunehmender Interviewzahl nahm jedoch auch die Müdigkeit der Interviewer zu. Herr Pisching hatte von Beginn weg übernommen, die gesamten SHDs zu interviewen. Frau Krismer und Herr Weber teilten sich die Ärzte und das Diplompflegepersonal. Herr Pisching fühlte sich dadurch benachteiligt, da er meinte, daß die SHDs einen besonders hohen Arbeitsaufwand in Anspruch nahmen. Dies beginnt damit, daß der SHD vor einem Interview erst einmal die Zustimmung seiner Stationsschwester zum Interview erhalten mußte. Der Interviewer mußte also oft auch noch mit der Stationsschwester ein Vorgespräch führen. Wenn der SHD während des Interviews, wie das oft vorkam, durch seinen „Piepser" gerufen wurde, mußte er darauf, anders als die ÄrztInnen dies taten, sofort das Interview unterbrechen und an die Arbeit gehen. Das Interview mußte dann zu einem späteren Zeitpunkt fortgesetzt werden. Der SHD hatte auch besondere Schwierigkeiten, für sich und den Interviewer einen geeigneten Ort für das Interview zu finden. War dann ein Ort gefunden, wurde dieser oft von einer Schwester oder einer Ärztin oder Arzt während des Interviews in Anspruch genommen. Es kam auch vor, daß eine Schwester den SHD richtig zurechtwies und beschimpfte, weil er ein Interview gab und nicht arbeitete. Herr Pisching hatte sicher recht und es ist viel schwieriger, mit einem SHD, der am unteren Ende der Hierarchie steht, ein Interview zu führen, als dies mit einer Diplomschwester oder einem Arzt der Fall ist. Projektleiter und Interviewergruppe waren aber der Meinung, daß Herr Pisching aufgrund seiner großen Energie und Interviewerfahrungen am besten geeignet sei, diese Aufgabe zu meistern.

Dies führte nun aber keineswegs zur Lösung sondern erst zur Thematisierung des eigentlichen Problems. In der Interviewergruppe wurde die Hierarchie der Klinik wiedergespiegelt. Erst die Kritik der entstandenen Hierarchisierung der Interviewergruppe entspannte den Konflikt um die Aufteilung der Interviews in der Interviewergruppe.

Waren es in den ersten Wochen die Anfangsschwierigkeiten, so trug im dritten Monat die Routine der Interviewer dazu bei, daß wiederum das Zusammenspiel der Karten und einzelne Fragen weniger erfragt wurden.

Herr Pisching stellte sich nach dem Ausscheiden von Frau Krismer und Herrn Weber im September zur Verfügung, die noch fehlenden Interviews zu führen. Am 7. Oktober waren sämtliche Interviews aufgenommen.

5 Die Stichprobe

5.1 Die Schichtung

Der Spitalsführer Tirol[119] gibt für den Stichtag 1. Jänner 1991 eine Zahl von 720 Ärzten und 2220 Bediensteten nach dem Krankenpflegegesetz an, die am A. ö. Landeskrankenhaus/Universitätskliniken Innsbruck die Aufgaben der Behandlung und Pflege kranker Menschen, der Forschung, Lehre und Ausbildung erfüllen.

ÄrztInnen und nach dem Krankenpflegegesetz bedienstete Menschen definieren die Zielgruppe der Untersuchung. Mit der Schichtung der Stichprobe wird nicht nur eine höhere Genauigkeit[120], d.h. eine Verringerung der Stichprobenfehlers erzielt, sondern auch das Erkenntnisinteresse hervorgehoben und sichergestellt.

Die Gesamtheit der nach dem Krankenpflegegesetz Bediensteten stellt jedoch nicht die Grundgesamtheit der Untersuchung dar. Der gehobene medizinisch-technische Dienst, der Hebammenfachdienst, der gehobene Krankenpflegedienst und der medizinisch-technische Fachdienst wurden nicht in die Grundgesamtheit der Untersuchung aufgenommen. Hebammenfachdienst, gehobene Krankenpflegedienst und medizinisch-technische Fachdienst stellen mit weniger als je 20 Bediensteten eine zu kleine Gruppe dar, um in die Untersuchung aufgenommen zu werden. Der medizinisch-technische Fachdienst wurde nicht in die Untersuchung aufgenommen. Dies auch deshalb, da diese Gruppe wegen des geringen Patientenkontaktes mit den anderen Gruppen schlecht zu vergleichen ist.

Die Grundgesamtheit wurde nach den Gruppierungsmerkmalen der für den jeweiligen Gesundheitsdienst notwendigen Ausbil-

---

[119] Spitalsführer Tirol. Produktionsleitung Pirker, A. Feldkirchen bei Graz 1991, 6.

[120] Kaplitzka, G., Die Stichprobe, in: Holm, K. (Hrg.), Die Befragung 1 Der Fragebogen – Die Stichprobe. München 1975, 136–186, 149.

dung und der jeweiligen Gruppengröße, d.h. dem Anteil an der Gesamtheit der Bediensteten hin untersucht und schließlich in die zwei Schichten Diplomschwestern bzw. Diplompfleger, d.h. Krankenpflegefachdienst, und Sanitätshilfsdienst berücksichtigt. Das Gruppierungsmerkmal der Ärzte stellt der Abschluß des Universitätsstudiums dar. Die Ausbildung des Krankenpflegefachdienstes, die laut § 23 des Krankenpflegegesetztes zur Berechtigung der Berufsbezeichnung „Diplomierte Krankenschwester", bzw. „Diplomierter Krankenpfleger", „Diplomierte Kinderkranken- und Säuglingsschwester", bzw. „Diplomierter Kinderkranken- und Säuglingspfleger" und „Diplomierte psychiatrische Krankenschwester" bzw. „Diplomierter psychiatrischer Krankenpfleger" führen, erfolgt laut § 7 Krankenpflegegesetz an einer Kranken- bzw. Kinderkrankenpflegeschule und laut § 17 Krankenpflegegesetz an einer als Ausbildungsstätte für die psychiatrische Krankenpflege anerkannten Krankenanstalt.

Die Ausbildung der Sanitätshilfsdienste erfolgt in Kursen, § 45 Krankenpflegegesetz. Bewerber zur Ausbildung in den Sanitätshilfsdiensten haben laut § 45 Krankenpflegegesetz „die bestandene Gesellenprüfung in einem handwerksmäßigen Gewerbe oder den mit Erfolg zurückgelegten Besuch einer gewerblichen Unterrichtsanstalt, der der Ablegung der Gesellenprüfung gleichgehalten wird, nachzuweisen". § 47 Krankenpflegegesetz setzt die Kursdauer zur Ausbildung in den Sanitätshilfsdiensten mit mindestens 130 und höchstens 210 Unterrichtsstunden fest.

Die Gruppe der gehobenen medizinisch-technischen Dienste, die laut § 25 Krankenpflegegesetz den physikotherapeutischen Dienst, den medizinisch-technischen Laboratoriumsdienst, den radiologisch-technischen Dienst, den Diätdienst, den beschäftigungs- und arbeitstherapeutischen Dienst, den logopädisch-phoniatrisch-audiometrischen Dienst und den orthopädischen Dienst umfassen, ist in der Größe etwas kleiner als die Gruppe des Sanitätshilfsdienstes. Die Ausbildung für die gehobenen medizinisch-technischen Dienste erfolgt laut § 27 Krankenpflegegesetz an medizinisch-technischen Schulen. Zur Aufnahme an einer derartigen Schule ist laut § 29 Krankenpflegegesetz unter anderem der Nachweis der „Reifeprüfung einer allgemeinbildenden oder berufsbildenden höheren Schule oder die vor dem Wirksamwerden der diesbezüglichen Bestimmungen des Schulorganisationsgesetzes an einer Mittelschule oder einer anderen mittleren Lehranstalt abgelegte Reifeprüfung" erforderlich.

Die Schichtung nach den Ausbildungsmerkmalen Universitätsstudium, Krankenpflegeschule und Kursen ergibt drei sehr unterschiedliche Gruppen. Die medizinisch-technischen Dienste wurden nicht in die Grundgesamtheit der Untersuchung aufgenommen. Von ihrer Gruppengröße wäre die Aufnahme durchaus gerechtfertigt, nicht jedoch von den Ausbildungsmerkmalen her. Sind Reifeprüfung und Abschluß einer medizinisch-technischen Schule Kennzeichen dieser Ausbildung, so teilen sie Ausbildungsmerkmale der Ärzte und des Krankenpflegedienstes. Die medizinisch-technischen Dienste nehmen bezüglich ihrer Ausbildung eine Mittelstellung zwischen Krankenpflegediensten und ÄrztInnen ein. Es liegt aber in Interesse dieser Untersuchung, möglichst Schichten, die in sich sehr homogen, untereinander aber sehr verschieden sind, auszuwählen[121].

5.2 Stichprobengröße

Mit Stichtag 26. 5. 1993 betrug der Diplompflegepersonalstand am LKH 1346 Personen, der Personalstand der Sanitätshilfsdienste 470 und der Personalstand der ÄrztInnen 691[122].

Aus dieser Grundgesamtheit von 2507 Personen errechnet sich bei einer als ausreichend angestrebten Sicherheitswahrscheinlichkeit von 90% und einer gewünschten Genauigkeit von rund plus/minus 10% eine Stichprobengröße von 243. Dies bedeutet bei disproportionaler Stichprobenschichtung, daß pro Schicht je 81 Personen befragt zu werden haben.

5.3 Das systematische Sampling

Um die Zufälligkeit der Stichprobe als Absicherung gegen Verzerrungen zu gewährleisten[123], wird folgendes systematisches Stichprobenverfahren gewählt. Die Personen der jeweiligen Schichtung werden in alphabetischer Reihenfolge aufgelistet. Anhand dieser Reihenfolge der Namen wird die Stichprobenauswahl bestimmt.

---

[121] Ebd. 149.

[122] Die Einsichtnahme in die Personalstandsliste des A. ö. Landeskrankenhauses/Universitätskliniken Innsbruck wurde durch die freundliche Erlaubnis der ärztlichen Direktion möglich. Die Personalstandsliste der Ärzte wurde anhand des Vorlesungsverzeichnisses der Leopold-Franzens-Universität vom Sommersemester 1993 vervollständigt.

[123] Kaplitzka, G., Die Stichprobe, in: Holm, K. (Hrsg.), Die Befragung 1: Der Fragebogen – Die Stichprobe. München 1975, 136–186, 158.

Muß aus der ersten Stichprobenauswahl von 81 Personen ein Ersatz gefunden werden, da es nicht möglich ist, eine Person dieser ersten Stichprobenauswahl für die Teilnahme an der Untersuchung zu gewinnen, wird die im Alphabet unmittelbar nachfolgende Person in die zweite Stichprobenauswahl aufgenommen. Müssen aus der zweiten Stichprobenauswahl Personen ersetzt werden, kommt wiederum durch die alphabetische Nachreihung die dritte Stichprobenauswahl zustande.

5.4 Ausschöpfungsquote und Repräsentanznachweis

14 ÄrztInnen aus der ersten Stichprobenauswahl mußten ersetzt werden. Von den 14 Personen der zweiten Stichwahl mußte dann nur eine Person nachgereiht werden. Von diesen 15 ÄrztInnen verweigerte ein Arzt die Teilnahme an der Untersuchung mit der Begründung, seine Tätigkeit als Ordinarius ließe ihm nicht so viel Zeit, an derartigen Untersuchungen teilzunehmen. Ein Arzt verweigerte die Teilnahme mit dem Hinweis auf die Unmöglichkeit, seine Teilnahme anonym zu halten und der Überzeugung, die Studie sei „Nonsens", daß sie „zu weit gehe" und „die Leute nicht sagen, was sie denken". 2 Ärztinnen wollten ohne Angabe von Gründen nicht teilnehmen, 1 Ärztin hatte keine Zeit, 2 Ärzte und 1 Ärztin hatten je 4 vereinbarte Termine abgesagt und wurden deshalb gestrichen, bei 2 Ärzten und 5 Ärztinnen waren nach mindestens 3 Kontaktversuchen keine Terminabsprachen möglich. 19 Diplomschwestern und 5 Diplompfleger aus der ersten Stichprobenauswahl mußten durch Nachreihung ersetzt werden. Aus der zweiten Stichprobenauswahl mußten 10 Diplomschwestern ersetzt werden, und aus der dritten Stichprobenauswahl 4 Diplomschwestern. Davon lehnten 5 Schwestern bzw. 2 Pfleger mit der Begründung „wenig Zeit zu haben", 3 Schwestern mit der Begründung „schlechte Erfahrung mit derartigen Untersuchungen gemacht zu haben", 1 Diplompfleger mit der Begründung „Forschen ist immer schlecht" und 10 aus einem anderen Grund oder ohne Angabe von Gründen ab, an der Untersuchung teilzunehmen. 8 Diplomschwestern waren wegen Nachtdienst bzw. Dauernachtdienst und Zeitmangel auch nach 3 Kontaktversuchen nicht zur Verfügung, 5 Diplomschwestern waren in Karenz, 2 Diplomschwestern und 1 Diplompfleger auf Urlaub und 1 Diplomschwester im Krankenstand.

Aufgrund der hohen Zahl von fast 50% Verweigerungen bei den Diplomschwestern und -pflegern und der Überlegung, daß diese

50% Verweigerer eher schlechtere Ergebnisse, d.h. deterministisch-additive Formen von Kontrollbewußtsein erbracht hätten, ist das Ergebnis der Untersuchung in dieser Hinsicht möglicherweise positiver, als es der Wirklichkeit entspricht.

Bei den SHDs mußten 28 Personen der ersten Stichprobenauswahl durch Reihung des alphabetisch Nächsten ersetzt werden. Von den 28 nun in der zweiten Stichprobenauswahl gereihten 28 Personen mußten wiederum 9 Personen in der dritten Stichprobeauswahl ersetzt werden. 2 Personen kamen in die vierte Stichprobenauswahl. 21 SHDs lehnten es aus Zeitmangel, Streß, anderen oder ohne Angabe von Gründen ab, an der Untersuchung teilzunehmen, 5 waren nicht erreichbar, 4 waren in Karenz, 5 im Krankenstand und 4 auf Urlaub.

6 Die Auswertergruppe

Sorgsame Auswahl, gute Schulung und Betreuung der Interviewauswerter sind für das Gelingen der Untersuchung von ebenso entscheidender Bedeutung wie Auswahl, Schulung und Betreuung der Interviewergruppe.

Interviewtexte auszuwerten, verlangt zunächst die Fähigkeit, dem Gespräch von Interviewer und Interviewpartner zuhören zu können. Die Aufgabe des Interviewauswertens hat dann zur Voraussetzung, eigene von persönlichem Interesse geprägte Wahrnehmungen, deren Verarbeitung und Reaktionen darauf und die im Interviewtext geschilderten Wahrnehmungen der Arbeitssituationen, Gefühle, Einschätzungen und Bewertungen unterscheiden und auseinanderhalten zu können.

6.1 Auswahl und Zusammensetzung

Die Bewerber konnten sich mit den Transkriptionen und Auswertungen von Interviews, die sie zur Einsicht erhielten, bereits ein sehr klares Bild von den Anforderungen, die das aufmerksame Lesen der Interviews an sie stellt, machen und vorentscheiden, ob sie diese Aufgabe übernehmen wollen oder nicht. Unter diesem Gesichtspunkt ist die Auswahl der Auswertergruppe leichter, als es die Auswahl der Interviewergruppe war.

Als wissenschaftliche Mitarbeiterinnen wurden für die Auswertung der Interviews Frau Alexandra Häusler, die nach Abschluß ihres Medizinstudiums an einer Dissertation im Fach psychologische Medizin und Psychosomatik an der Medizinischen Fakultät Innsbruck arbeitet und Frau Theresia Ritter gewonnen. Frau Ritter ist Diplomkrankenschwester und war 4 Jahre in diesem Beruf am A. ö. Landeskrankenhaus/Universitätskliniken Innsbruck tätig, bevor sie ein Psychologiestudium begann, vor dessen Abschluß sie steht.

Somit waren von den 3 Schichten der Befragung Angehörige aus zwei Schichten (Ärztin, Arzt und Diplomschwester), in der Auswertungsgruppe vertreten. Es ist für das Anliegen des interdisziplinären Aufbaues der Untersuchung wesentlich, daß der Auswertungsprozeß auch von einer Diplomkrankenschwester mitbestimmt wurde.

6.2 Schulung

In der Zeit vom 21. Oktober 1993 bis 8. 11. 1993 wurden 10 Interviews, die die Auswerterinnen und der Projektleiter zuerst unabhängig voneinander ausgewertet hatten, in 5 Arbeitssitzungen besprochen. Es ging darum, gemeinsam die Regeln zur Auswertung einzuüben und genau festzulegen, sich anhand dieser Regeln auf eine gemeinsame Bewertung zu einigen, dabei ein Bewußtsein wachsen zu lassen, wo die eigene Wertung unter Umständen in Konflikt mit entsprechenden Wertungen der anderen treten könnte, oder eigene Unsicherheiten bei der Bewertung in die regelmäßigen Treffen eingebracht und besprochen werden sollten.

Im folgenden wird der Auswertungsprozeß der ersten 10 gemeinsam besprochenen Interviews wiedergegeben. Dabei werden die einzelnen Auswertungspunkte und die Regeln zur Bewertung anhand der unterschiedlichen Bewertungen in den Einzelauswertungen vorgestellt.

6.2.1 Sequenzbestimmung

Die Interviews wurden in der Weise transkribiert, daß die vom Interviewer gesprochenen Sätze mit „I", die vom Interviewpartner gesprochenen Sätze mit „P" gekennzeichnet wurden. Zusätzlich wurde der erste vom Interviewer und vom Interviewpartner gesprochene Satz mit der Zahl 1 und jeder weitere Satz fortlaufend numeriert. Die erste Aufgabe der Auswertungsgruppe liegt in der Sequenzbestimmung. Die Sequenz wird durch Angabe des ersten und letzten Satzes gekennzeichnet.

In den ersten 10 Interviews – Interview 182 (SHD), 183 (SHD), 181 (SHD), 93 (Facharzt), 94 (Assistenzärztin), 131 (Schwester), 143 (Facharzt), 128 (Schwester), 81 (Schwester), 224 (Schwester) – sollte jede Gruppe der Grundgesamtheit vertreten sein.

6.2.1.1 Regeln zur Sequenzbestimmung

„Als Sequenz gilt eine von ihrem inhaltlichen Sinn her ganzheitliche, in sich zusammenhängende Textpassage, die sich deutlich durch einen Anfang und ein Ende bestimmen bzw. durch Themenwechsel von anderen Sequenzen abgrenzen läßt – gleichgültig, ob dieser Wechsel durch den Interviewer oder den Befragten herbeigeführt wird ..."[124]

Im Allgemeinen gilt dabei, daß die Fragen des Interviewleitfadens (mit Ausnahme der Ergänzungsfragen – 2 bis 5 – zu Frage 1) neue Themen und somit eine neue Sequenz einleiten. Zwei solcher Ausnahmen werden anhand des Interviews 181 beschrieben.

Wird vom Interviewer mit einer neuen Frage aus dem Interviewleitfaden ein neues Thema eingebracht, diese vom Interviewpartner aber nur mit einem „ja" beantwortet, ist ebenfalls keine neue Sequenz zu beginnen. Hierzu ein Beispiel aus Interview 181. Dasselbe gilt, wenn es sich bei der neuen Frage um ein unausgeglichenes Interviewerverhalten handelt. Hierzu ein Beispiel aus Interview 94.

Im Sinne der ganzheitlichen Textpassage werden die Frage nach dem Kärtchen und die anschließende Frage nach der Prozentverteilung bei äußerst kurzer Beantwortung letzterer sowohl in bezug auf die eigene als auch auf die fremde Grundvorstellung in einer Sequenz zusammengenommen. Hierzu ein Beispiel aus dem Interview 94.

Die Sequenz wird auch dann beibehalten, wenn der Interviewer zwar ein neues Thema in das Gespräch einführt, der Interviewpartner jedoch davon unbeeindruckt bleibt und mit dem unmittelbar vorhergehenden Thema weiterfährt.

6.2.1.2 Beispiele der Regelanwendung

Das Interview 181 (SHD) wird von I1 bis P18 wiedergegeben:

> I1: Sie haben sich zur Verfügung gestellt für dieses Gespräch und mich interessiert Ihre Arbeit hier, ich möchte mit Ihnen über Ihre Arbeit sprechen und ich würde Sie bitten, ob sie mir anhand von einer konkreten Situation, von einem Beispiel aus Ihrer Arbeit, schildern, was so alles für Ihre Arbeit, welche Einflüsse da eine Rolle spielen bei Ihrer Arbeit und welche Kräfte da maßgebend sind für Ihr Handeln?

---

[124] Hoff, E.-H., Hohner, H.-U., Methoden zur Erfassung von Kontrollbewußtsein Berlin 1992, 38f.

P1: Einflüsse? Können Sie mir das vielleicht ein bissl anders beschreiben? Einflüsse...

I2: Ja, das heißt einfach, was alles so – oder auch Kräfte, was eine Rolle spielt in Ihrer Arbeit? Vielleicht erklären Sie mir, daß Sie mir einmal eine Situation aus Ihrer Arbeit schildern.

P2: Ja, das sind einmal sicherlich durch die Mitarbeiter auch wird das Ganze beeinflußt, und der Patient sicherlich auch, Einflüsse – mit dem kann ich nicht viel anfangen..

I3: Nein, nein, erzählen Sie mir vielleicht überhaupt einmal, es wäre gut, einfach einmal ein Beispiel aus Ihrer Arbeit, sagen wir, was Sie jetzt genau noch im Kopf haben?

P3: Ach so! Zum Beispiel, wenn ich mit Patienten auf Untersuchung fahr', schon der ganze Hergang, es kommt drauf an, wo ich hinfahr', zu welchem CT (Computertomograph), der ganze Ablauf, was ich alles selber brauch' für den Patienten, ja das Organisieren auch, vielleicht, wenn ich einen Doktor brauch', und die Geräte. Was wäre denn dann noch? Möchten Sie jetzt da Beispiele haben, oder?

I4: Ja, zum Beispiel, wenn Sie wirklich ein ganz konkretes Beispiel jetzt im Kopf haben, Sie haben jetzt ohnehin erzählt, eine Untersuchung am CT, wenn Sie zum CT fahren, dann müssen Sie einen Doktor organisieren, die Geräte und so weiter, ja... vielleicht jetzt ganz eine konkrete Situation, die kann gestern gewesen sein oder vor einer Woche, oder länger, genau, was Sie im Kopf haben, wie Sie die Arbeit gemacht haben?

P4: Ja, das ist eigentlich ziemlich immer eh der gleiche Vorgang, weil z.B. wenn er beschnauft ist, daß er halt einen Oxylot braucht, das Überwachungsgerät, daß wir das mit der Schwester herrichten und daß man nachher pünktlich drüben ist, weil ... ja, es ist eigentlich ziemlich der gleiche Ablauf immer.

I5: Und der Patient, ist der dann schon dort oder müssen Sie den da hinbringen?

P5: Na, na, das ist nur für die Untersuchung.

I6: Ach so, ist das nur, also die Geräte und das ... müssen Sie?

P6: Ja, da mit den Schwestern halt, daß wir gewisse Infusionen wieder wegtun, die wir nicht brauchen grad' für den Transport...

I7: Aha, und Sie transportieren dann praktisch den Patienten?

P7: Den Patienten ja, mit der Ärztin, der kommt in den CT, dort wird die Untersuchung gemacht, und nachher wieder auf die Station.

I8: Und da wäre jetzt der Einfluß, der ... also das ist jetzt von da, von der Station führen Sie ihn mit der Schwester oder mit der Ärztin wird der dorthin gebracht in den CT, dort untersucht und dann holen Sie ihn wieder?

P8: Nein, für's CT, da bleiben wir eigentlich drüben, weil das ist doch eine Viertelstunde, das rentiert sich nachher nicht, daweil auf die Station gehn.

I9: Und ist da der Ablauf dann, also da wäre der Einfluß für Sie der Patient, die Ärztin, die Geräte, die man braucht?

P9: Ja, daß das halt alles paßt, jaja.

I10: Und sind da noch andere Einflüsse, die noch wichtig sind für Ihr Verhalten dann, für Ihr Handeln in so einer Situation?

P10: Ja, sicherlich, vielleicht daß ich a bissl informiert bin, wie der Patient grad' von der Stabilität her ist, spielt sicherlich auch a Rolle.

I11: Also Informationen über das Befinden vom Patienten?

P11: Vom Patienten, ja.

I12: Und haben Sie da jetzt vielleicht ganz konkret ein Beispiel, an das Sie sich noch erinnern?

P12: Nein, eigentlich weniger, weil es ist eigentlich nie etwas vorg'fallen und so...ich glaub', da kann ich eigentlich kein konkretes Beispiel nennen.

I13: Ich wollt' nämlich eh weiterfragen, was für Ihr Verhalten wichtige Einflüsse sind, ob die wechseln oder ob die eher gleich sind?

P13: Wie ich mi verhalt?

I14: Ja, zum Beispiel, wie Sie sich dann verhalten, handeln in der Situation?

P14: Ja, sicherlich, ja, es kommt auch immer auf den Patienten drauf an, weil man würde sicherlich ein bissl mehr aufpassen, wenn man weiß, na ja...

I15: Und sind die Einflüsse immer dieselben, z.B. für Ihre Arbeit auch, Arzt – Patient – Geräte ?

P15: Ja, mehr oder weniger.

I16: Ist das so? Und finden Sie sich da zurecht, wie würden Sie Ihr Handeln beurteilen in so einer Situation, wenn Sie jetzt da einen Patienten zum CT führen, wieder zurückbringen, ist das angemessen, realistisch, so wie Sie dann da in so einer Situation handeln?“

P16: Ja.

I17: Und fühlen Sie sich, sagen wir, wenn so eine Situation ausgeht, also wenn der fertig ist, wenn sie den wieder zurückgebracht haben dann zufrieden?

P17: Sicherlich ist man, ja, befriedigt ist vielleicht das falsche Wort, aber, wie soll man sagen?

I18: Fühlen Sie sich da erfolgreich, zufrieden?

P18: Ja, so in der Art."

Die Auswertergruppe einigte sich, diese Textpassage in 3 Sequenzen zu gliedern, nämlich I1–P12, I13–P15 und I16–P18. Dies wird aufgrund folgender Überlegungen festgelegt:

In I3 liegt zwar ein unausgeglichenes Interviewerverhalten vor, – der Interviewer unterbricht den Interviewpartner mit „nein, nein" und wertet mit „es wäre gut", – die Gesprächseinheit bleibt jedoch erhalten.

In I10 wird vom Interviewer eine Frage aus dem Interviewleitfaden gestellt, die eigentlich keine Ergänzungsfrage mehr darstellt. Aufgrund des Strukturwortes „Patient", das sowohl vor I10 – in P3, I5, I6, P7 und I9 – als auch nachher – in P10, I11 und P11 – vorkommt, wird die Sequenz im Sinne der ganzheitlichen Gesprächseinheit nicht unterbrochen.

In I13 und I16 liegen dann wiederum neue Interviewleitfragen vor, die auch einen Themen- und damit Sequenzwechsel einleiten.

I16–P18 bildet aufgrund der kurzen Antwort in P16 trotz neuer Frage in I17 nur eine Sequenz.

Das Interview 94 (Assistenzärztin) wird von I10 bis P20 wiedergegeben:

I10: Und wenn Du die Situation nochmals für Dich betrachtest, wie ist sie schlußendlich für Dich ausgegangen, warst Du zufrieden damit, war sie erfolgreich oder nicht erfolgreich für Dich?

P10: Ja, ich mein', das wird dann erst die Zukunft zeigen, was der Patient dann draus macht. Aber ich mein' , in der Situation hab' ich schon das G'fühl g'habt, daß der des verstanden hat, um was es geht einerseits und andererseits auch jetzt wirklich so weit war, diese Beschimpfung da halt irgendwo wegzustecken und zu denken, hab' mich gern – oder? Ich mein', wie lang des anhaltet und was es dann wirklich fruchtet, das wird man sehen, aber in der Situation hab' ich schon das G'fühl g'habt, daß der Patient verstanden hat, um was es geht und daß er's kapiert hat und jedenfalls in der Situation einmal so weit bereit war, des auch einzuhalten. Ich mein' natürlich, wie es dann ausschaut, wenn er wieder draußen ist, is a andere Frage, aber was er in der Situation sich bewußt g'macht hat, daß das wirklich wichtig ist und daß das so gemacht gehört und daß das ja praktisch für seine Lebensverlängerung eine erkleckliche Rolle spielt, das hat er schon verstanden. Ich meine, zwischen Verstehen und Realisieren nachher ist immer ein gewisser Unterschied.

I11: Aber für Dich, Du warst schlußendlich zufrieden und warst gewissermaßen erfolgreich, kann man das sagen?

P11: Ja, ja.

I12: Schau, vier Kärtchen mit vier Möglichkeiten oder – obwohl, es sind eher Extrempositionen – Beispiele von Einflüssen, wenn Du das anschaust, alle vier einmal, was würdest Du sagen bei einem, also wenn Du eines nimmst, trifft eines von denen auf Dich zu, wo Du sagen würdest, okay, das trifft für mich zu, das sind die Einflüsse, die für mein Handeln oder durch die mein Verhalten und Handeln bei der Arbeit bestimmt werden?

P12: Kann man da mehrere sagen, oder nur eins?

I13: Jetzt einmal zuerst eines. Was denkst Du, gibt es da eines, das Du nehmen würdest?

P13: Kann das sein, daß des da alle drei irgendwie beinhaltet oder ist das nicht.

I14: Ja, wenn Du sagst, für Dich trifft einmal in alle zusammen..., wenn Du keines so bevorzugst oder keines dominant ist, wenn Du prozentuale Zuteilungen vornimmst für alle vier, wie würdest Du es verteilen?

P14: Ja guat, des kann man einmal wegtun.

I15: Also unvorhersehbare Einflüsse spielen keine Rolle?

P15: Also des spielt eher weniger eine Rolle.

I16: Eher weniger oder gar nicht?

P16: Nein, das spielt keine... na ja, ich würd' sagen, die zwei 50 : 50, so in etwa.

I17: Also Deine eigenen Einflüsse und die äußeren Einflüsse jeweils zu fünfzig Prozent.

P17: Ja.

I18: Wenn wir uns die Situation anschauen, die Du beschrieben hast, die wichtige Person wäre wahrscheinlich der Oberarzt.

P18: Ja.

I19: Der Patient ist gewissermaßen auch ein äußerer Einfluß und Deine eigenen Einflüsse wären in der Situation Deine Eigenschaften, Deine Anstrengungen, Deine Bemühungen, um das überhaupt noch einmal klarzumachen.

P19: Ja, die Ausdauer, weil ich mein', des muß ma halt, ja... in dem Sinn schon, weil g'rad solche Dinge, die man dem Patienten fünfmal vorkauen muß, ich mein', das hat weniger mit Intellekt oder Können zu tun, aber vor allen Dingen geht man hin, damit man ihm etwas vorbetet, um nicht von vornherein zu sagen, na, des bringt eh nix – und einfach den Hut draufhaut, also, des glaub' ich, kann man eher als Ausdauer halt bezeichnen.

I20: Vor allem Ausdauer, ja.

P20: Ja.

Die Auswertergruppe legte die Gliederung dieser Textpassage in drei Sequenzen fest, die von I10–P11, I12–P17 und I18–P20 laufen. Dies wird folgendermaßen begründet:

I10 bis P11 ist wegen des Themenwechsels durch die Fragen des Interviewleitfadens in I10 und in I12 eine eigene Sequenz. In I18 liegt nun die direktive Verhaltensweise des Interviewers vor, der das Thema „die wichtige Person wäre wahrscheinlich der Oberarzt“ einfach vorgibt. Die Interviewpartnerin nimmt dieses Thema nicht auf und fährt nach der ausgeglichenen Frage von I19 in P19 mit dem Thema „Ausdauer“ fort.

In den Interviews 181, 93, 94 und 131 stellt die Beschreibung einer konkreten Arbeitssituation mit Ergänzungsfragen eine einzige Sequenz dar. In den Interviews 182, 183, 143, 128, 81 und 224 gliedern Themen, die vom Interviewpartner eingebracht werden, den Beginn des Interviews in zwei oder mehr Sequenzen. Hierzu als Beispiel der Beginn von Interview 224 (Schwester).

I1: Zunächst möchte ich mich bei Ihnen bedanken, daß Sie sich zur Verfügung stellen für dieses Gespräch und ich möchte mit Ihnen gerne über Ihre Arbeit sprechen, also Ihre Arbeit hier an der Klinik oder an der Station, wo Sie tätig sind und ich würde Sie bitten, daß Sie mir anhand eines konkreten Beispiels aus Ihrer Arbeit, einer ganz konkreten Situation, einmal schildern, welche Einflüsse bei Ihrer Arbeit eine Rolle spielen und welchen Kräften Sie da bei Ihrem Handeln ausgesetzt sind, was ist da maßgebend?

P1: Welche Einflüsse eine Rolle spielen? Ja – Einflüsse gegenüber den Ärzten, wenn wir Visite gehen, für uns vielleicht ein belastender Einfluß, weil die Assistenten alle 6 Monate wechseln und wir mit den Assistenten auch lernen müssen, was sie zu tun haben. Und dann sind eben zeitweise auch Ärzte dabei, die sich nicht so viel kümmern und die wirklich nachher der Sache nachgehen, was eigentlich ärztliche Arbeit ist, ob das jetzt getan worden ist oder nicht. Und, ja, noch Einflüsse den Patienten gegenüber, – ja, eigentlich ist das schlecht gesagt – ein Einfluß, Du solltest halt mit den Patienten mehr oder weniger für sie auch psychische Therapie haben, und da sind auch wir Schwestern nur zuständig und das ist zeitweise auch recht belastend.

I2: Also praktisch, die Assistenzärzte, wie Sie erklärt haben, das wäre eine Situation als solche, also daß die wechseln alle halben Jahre und dadurch müssen Sie das immer wieder neu wahrscheinlich erklären, wie das alles so läuft und was man da machen muß und oft auch die Arbeit sogar übernehmen, wenn's...und bei den Patienten zu wenig psychische Betreuung, die muß man auch übernehmen. Nun, hätten Sie eine ganz konkrete Situation aus Ihrem Arbeitsbereich, daß Sie mir die einmal schildern, an die Sie sich jetzt erinnern kurz?

P2: Egal, ob's positiv oder negativ ist?

I3: Egal, ganz egal.

P3: Ja, ganz a konkretes ... ich mein', wir haben ja bei uns auf der Station doch das meiste Krebspatienten und die Patienten werden bei uns meist aufgeklärt. Da ist ein ganz konkretes Beispiel, das war eine junge Frau, 45 Jahre ungefähr, hat 3 Kinder gehabt, drei Töchter, die jüngste war sieben Jahre, und die hat einen Brustkrebst gehabt und war eigentlich schon im Endstadium. Und das hat man ihr... erklärt und ich bin damals in den Nachtdienst gekommen und die Patientin hat mich direkt vom Sterben ang'redt. Es sind sehr wenige, die mit Dir da drüber reden. Das hat mir momentan a bissl an Schock geben, weil ich nicht g'wußt hab', was ich jetzt sagen soll. Ich hab' zwar g'wußt, daß ich jetzt reagieren muß, und sagen...ich mein', keine Floskeln und so...aber momentan war's für mich, daß sie jetzt wirklich von dem Thema red't, also – des war a bissl a Schock für mich. Es ist aber nachher recht gut gangen. Und so, ja ... dann irgendwie sind wieder positiv, je länger Du auf der Station bist, umso mehr kannst Du's irgendwie wegstecken, Du kannst des einfach besser. Es kommt halt zeitweis' wieder und Du hast mit den Patienten,... irgendwie, das ist sowas Familiäres. Also des sind keine Nummern oder sonst irgendwas, die kommen doch regelmäßig und des kommt doch über Jahre, also des ist ganz was anderes, ob's hin und wieder halt schon stressig und psychisch, wo's Dich selber a bissl hat, aber ich möcht nicht weggehn von der Station.

I4: Also, sagen wir, wenn wir das Beispiel zuerst nehmen, da haben Sie gesagt, da ist eine Patientin gekommen, relativ im Endstadium Krebs – Brustkrebs – mit drei Kindern natürlich, das kommt dann dazu, da haben Sie über's Sterben geredet, was relativ abrupt war, weil' s nicht immer ist, und das war für Sie dann auch a bissl schwierig auch in der Situation, ja. Und in so einer Situation, wenn wir jetzt da Einflüsse hernehmen, da ist einmal die Patientin, die mit Ihnen spricht, also ihre Krankheit natürlich auch, aber die Patientin eben, welche Einflüsse waren in dieser Situation noch für Sie wichtig, für Ihr Handeln dann?

P4: Wie ich reagiert hab' nachher gegenüber ihr, oder?

I5: Ja, das wär' zum Beispiel auch etwas, also.

P5: Na ja, das war eigentlich nachher so, wir haben über den Tod g'sprochen und daß es jetzt soweit ist, daß sie sterben muß und auch drüber g'redt, was mit ihren Kindern wird zum Beispiel, was mit ihren

Töchtern wird. Weil die Jüngste war für sie doch mehr ein Problem und das ist ...

I6: Aber, sagen wir, in der Situation ist also praktisch am ehesten ein Einfluß für Sie jetzt gewesen die Patientin mit ihrer Lebensgeschichte.

P6: Ja.

I7: Und ihrer Krankheit. Und da wollte ich eben fragen, waren in der Situation noch andere Einflüsse, also wir haben jetzt: zuerst haben Sie mir auch erzählt das mit den Assistenzärzten zum Beispiel, da wär's wieder der Arzt, der immer wechselt, ...

P7: Ja, ich weiß nicht, ob man Kinder als Einfluß nehmen kann, unter Einfluß versteh' i viel oder gar nix, so ungefähr, nicht.

I8: Ja, ja. Ja, ich mein', in der Situation wären die Kinder natürlich auch ein Einfluß, nämlich im Gespräch von dem Patienten dann, nicht? Und sonst, sagen wir, eben vorher haben wir noch eine Situation gehabt, also mit den Assistenzärzten, weil da haben Sie mir auch erzählt, wenn Sie Visite gehen, wechselt das immer alle halben Jahre und dann muß man denen halt immer wieder des erklären, da wäre zum Beispiel ein Einfluß der Assistenzärzte für Sie, wahrscheinlich für Ihr Handeln. Und jetzt wollte ich noch fragen: Sind die Einflüsse meistens die gleichen, d.h. Patient mit der Familie, Assistenzärzte, was für Einflüsse sind da noch so in Ihrer Arbeit, die Ihnen gerade einfallen?

P8: Ja, Einflüsse...wenn man das Wort besser definieren kann...(lacht)

I9: Eben ... (lacht auch) ... man muß jetzt nicht Einflüsse sagen, sagen wir: Was spielt für Ihr Handeln eine Rolle, sagen wir einmal Assistenzärzte, mit denen haben Sie zu tun stark, mit Patienten, ...

P9: Und dann mit den Mitkolleginnen und Kollegen, ich mein' – ich find' das Wort „Einfluß" so blöd.

Die Auswertungsgruppe einigte sich auf eine Gliederung in die zwei Sequenzen I1–P1 und I2–P9. Sie begründete diese Entscheidung damit, daß in P1 allgemein von Einflüssen gesprochen wird, von den „Ärzten", der „Visite" und der „psychischen Therapie" der Patienten. In P3 dann ein konkretes Beispiel anhebt, das andere als in P1 genannte Themen anspricht und weiterführt: Aufklärung einer Krebspatientin, Gespräch mit der Patientin über Sterben, Tod und „was mit ihren Kindern wird".

6.2.2 Eigene oder fremde Grundvorstellung

Hier gilt es zu bewerten, ob es sich bei der in der Sequenz zum Ausdruck kommenden Grundvorstellung um die des Interviewpartners oder die einer anderen Person handelt.

Da in der Regel wenn überhaupt, so nur sehr wenige Textzeilen, in denen die Grundvorstellung anderer Personen angesprochen wird, in einer Sequenz zu finden sind, einigte sich die Auswertungsgruppe, daß die Wertung „fremde Grundvorstellung" erst bei der Antwort auf die Frage nach der Kartenwahl der Kollegen einzutragen ist.

Diese Entscheidung sei anhand von P4 aus dem Interview 183 (SHD) veranschaulicht:

> P4: Die Station. Dasselbe ist auf der zweiten Station ähnlich auch, bei den einen oder anderen Stationen kannst Du sagen, die wissen, aha, der kommt jetzt eh gleich daher, der ist momentan da und dorthin unterwegs, ... da sagen sie Dir nachher, wenn Du kommst, sagen sie Dir, jetzt wär' das zu tun oder sie tun dann selber a bissl schauen, daß sie mit den Terminen a bissl zusammenkommen. Aber gut, bei den Stationen, die tun einfach Termine ausmachen, zum Beispiel auf acht Uhr in der Früh haben sie oft einmal 5 Termine zugleich, Chirurgie und weiß ich, wohin ... und alles mit Betten und Sitzwagen und was man noch hat ... Vorher kannst Du nicht hinfahren, weil davor die Ambulanzen zu sind und wenn Du nachher kommst, dann ... oft einmal kommt man mit dem Patienten, der um acht Termin hat, erst um halb 9 Uhr irgendwohin, nachher natürlich wirst zusammengepfiffen von vorn bis hinten, vor allem wir bis zu vierkant, weil wir mit dem Arbeiten nicht mehr nachkommen, nachher sind wir halt wieder der Dumme, aber was willst Du tun? Das gewöhnt man mittlerweile nachher ...

Gibt der Interviewpartner in der Aussage von P4 „die wissen, aha, der kommt jetzt eh glei daher, der ist momentan da und dorthin unterwegs, ... da sagen sie Dir nachher, wenn Du kommst, sagen sie Dir, jetzt wär' das zu tun oder sie tun dann selber a bissl schauen, daß sie mit den Terminen a bissl zusammenkommen" zwar die Sichtweise der Diplomschwestern und nicht seine eigene wieder, so handelt es sich dabei um eine einzelne Kontrollevaluation und noch nicht um jene umfassende Sichtweise, die für die Grundvorstellung als Form des Kontrollbewußtseins festgelegt wurde.

6.2.3 Die dominante Form des Kontrollbewußtseins

Verständlicherweise bereitete das Erkennen des Fatalistischen, der rein externalen oder rein internalen Form des Kontrollbewußtseins der Auswertungsgruppe keine Schwierigkeiten. Es erforderte hingegen einige Anstrengungen, interaktionistische Formen des Kontrollbewußtseins von deterministisch-additiven Formen unterscheiden zu lernen. Der Prozeß der Auswertungsgruppe, in den gemeinsamen Treffen in diesen Punkten Klarheit und Einigung zu erlangen, war für die Gleichförmigkeit der Auswertung von entscheidender Bedeutung und als Arbeitserfahrung auch persönlich bereichernd und wertvoll.

Die Beschreibung der interaktionistischen Form des Kontrollbewußtseins, von der die anderen Formen in Unterscheidung besonders gut verstanden werden können, sei noch einmal kurz zusammengefaßt. Anschließend werden 4 Beispiele für die Form der interaktionistischen und 3 Beispiele für die Form des deterministisch-additiven Kontrollbewußtseins wiedergegeben.

Die interaktionistische Form, die als die differenzierteste und komplexeste bezeichnet werden kann, beinhaltet gegenüber deterministischen Formen den Gedanken einer reziproken kausalen Verknüpfung, einer ständigen wechselseitigen Beeinflussung innerer und äußerer Faktoren im eigenen Handeln. Personen mit diesem Vorstellungsmuster begreifen sich also nicht einseitig nur als Subjekte, nur als Objekte, oder teils (im einen Bereich) als Subjekte und teils (im anderen Bereich) als Objekte; sie betrachten sich vielmehr immer gleichzeitig sowie im selben Kontext als Subjekte und Objekte ihrer Umwelt[125].

In der Sequenz I9–P10 des Interviews 183 (SHD) stand die Auswertungsgruppe vor der Entscheidung, eine deterministisch-additive oder die interaktionistische Form des Kontrollbewußtseins vorliegen zu haben.

> P9: Ja, es wechselt eigentlich nur unter den Sachen da, der Dienst, wir haben eigentlich nur die Patienten zum Verfahren oder Blut zum Vertragen, des Zeug zum tun. Oder so, wie's grad das letztemal g'wesen ist, da hab ich Außendienst g'habt, dann hat um 1 Uhr, da haben wir normalerweise zu zweit Außendienst und einer Hubschrauberdienst, da bin ich allein g'wesen, weil wir kein Personal g'habt haben, dann hab ich müssn die Arbeit von zwei Leut' tun, nachdem um 1 Uhr müssen wir zur Hygiene gehen, müssen das ganze Zeug davor alles zusammrichten und müssen aber nicht nur Hygiene, sondern Pathologie, die ganzen Labore alle ... in der Maximilianstraße bis herauf zur Chirurgie, Kinderklinik, überallhin eigentlich, die ganzen Labors, die im Klinikbereich da herum sind, müssen das ganze Zeug, Blut und die Sachen vertragen. Und dann ruft um 3/4 1 Uhr die Infektion an, wir müssen einen Patienten hertun, zur Ambulanz her. Dann sag' ich, wir haben jetzt selber Patienten, aber halt, ich bin jetzt bei der Arbeit, ich kann jetzt nicht weg. Ich muß des Zeug machen, weil manche Labors haben nur bis 1/2 2 Uhr oder 2 Uhr offen, jetzt muß des da vertragen

---

[125] Hoff, E.-H., Lempert, W., Lappe, L., Persönlichkeitsentwicklung in Facharbeiterbiographien, Bern 1991, 132f.

sein, sonst ist das ganze Zeug hin. Nachher haben sie unten einmal eine Weile schiach getan und gesagt, sie haben ihren Wärter in die Mittagspause geschickt zwischen 1 und 4 Uhr. Dann hab ich gesagt, ja, wenn Ihr des selber tut's, dann seid's selber schuld! Ich hab' gesagt, mir geht's beim besten Willen nicht aus, außer Ihr wartet jetzt zweieinhalb Stund', weil bis dort ist dann, ... da brauchst a gute Stund, bis Du dort herum bist, ich hab gesagt, wenn Du bis dort wartest, nachher okay, zu dem sein wir da, daß wir des machen, aber vorher geht's mir beim besten Willen nicht aus! Dann is' halt wieder a mords Streiterei, eine mords Spannung wieder drinnen gewesen, wie's halt normal ist, aber wir kommen mit der Arbeit nicht nach, was soll' ma tun?

I10: Und wie hast Du Dich in so einer Situation zurechtgefunden, wie ist es Dir da ergangen?

P10: Ja, ich hab' zu der g'sagt, wenn's Dir gar nicht paßt, dann rufst unsere Oberschwester an, oder piepst den Pfleger aus, sagst es ihm und nachher ist mir's gleich. Und nachher, kurz drauf hat er mich nachher angerufen und dann hab' ich zu ihm g'sagt, ich muß zuerst des machen, oder machen wir's so, Du machst die Hygiene, tust Du die ganzen Sachen hin, Blut vertragen ... und i fahr' die Patienten da herum. Ja, sage ich, wir haben keine Leut' da, was willst denn tun? Mir können uns nicht zerreißen, sollten wir uns manchmal, manchmal sollt' ma uns vierteilen können, aber es geht nicht.

Mit folgender Begründung wurde eine interaktionistische Form des Kontrollbewußtseins festgestellt:

Der Interviewpartner beschreibt in P9 sein Handeln anhand einer konkreten Arbeitssituation – Außendienst um 1 Uhr – und zeigt sich als Person, die zugleich aktiv und reaktiv handelt. Er hat „die Arbeit von zwei Leuten tun müssen" und reagiert auf einen Anruf, der um 3/4 1 Uhr von der „Infektion" kommt: „Ich bin jetzt bei der Arbeit, ich kann jetzt nicht weg..." Er begründet sein Verhalten: „Ich muß das Zeug machen, weil manche Labors haben nur bis 1/2 2 Uhr oder 2 Uhr offen, jetzt muß das da vertragen sein, sonst ist das ganze Zeug hin." Anschließend gibt er die folgende Interaktion mit den Schwestern wieder: „Nachher haben sie unten einmal eine Weile schiach getan und gesagt, sie haben ihren Wärter in die Mittagspause geschickt zwischen 1 und 4 Uhr, dann hab ich gsagt, ja, wenn Ihr des selber tut's, dann seid's selber schuld! Ich hab' gesagt, mir geht's beim besten Willen nicht aus, außer Ihr wartet jetzt zweieinhalb Stund', weil bis dort ist dann, ... da brauchst a gute Stund, bis Du dort herum bist, ich hab gesagt, wenn Du bis dort wartest, nachher okay, zu dem sind wir da, daß wir des machen, aber vorher geht's mir beim besten Willen nicht aus! Dann is' halt wieder a mords Streiterei, eine mords Spannung wieder drinnen gewesen, wie's halt normal ist, aber wir kommen mit der Arbeit nicht nach, was sollen wir da tun?" Der Interviewpartner ist sich klar darüber, daß beide Seiten, seine Person und seine Umwelt, im Handeln interagieren, daß er in dieser bestimmten Situation zugleich Subjekt und Objekt seiner Umwelt ist, die Interaktion ist nicht monokausal von einer Seite determiniert, äußere und innere Einflußfaktoren spielen zusammen. Sein Handeln begreift der Interviewpartner als ständigen Austausch am Ort seiner konkret beschriebenen Arbeitssituation des Außendienstes. Umwelt- und Personeneinflüssen werden nicht in einem Resultat zusammengefaßt sondern stehen in reziproker Wechselwirkung miteinander. Innere und äußere Faktoren spielen in ein und derselben Situation zusammen, der Interviewpartner beschreibt die Gleichzeitigkeit interner und externer Faktoren in der intrasituativen Interaktion.

Dieselbe Frage, deterministisch-additive oder interaktionistische Form des Kontrollbewußtseins stellte sich in der Sequenz I21–P22 des Interviews 94 (Assistenzärztin):

> I21: Und wenn Du Dir jetzt die Situation der Visite nochmals vor Augen führst, mit dem Oberarzt, mit dem Patienten, genau die Situation, wo er ihn darüber aufklärt, was das für Folgen hat, wenn er so ißt, wie würdest Du da die Einflüsse gerade in der Situation beschreiben, für Dich persönlich, Du stehst ja daneben und schaust Dir das an, denkst Dir Du da, ja gut, das erklär' ich ihm nachher und schaltest ab, oder wie … kannst Du mir das ungefähr oder a bißl genauer erläutern, wie das so ist?

> P21: Ja, bei der Konstellation, sicher, daß man da eher abschaltet und … ja, abschalten kann man net sagen, aber das möglichst emotionslos sich anhört, weil, ich mein', sonst könnte man sagen in so einer Situation, daß man irgendwie da hinein dazu sagt, net, daß man in der Situation, Visitensituation, irgendwie da seinen Kommentar dazu abgibt, da tät' ich schon irgendwie unterbrechen, es ist aber unmöglich, weil man dann wahrscheinlich noch größere Kalamitäten heraufbeschwört …, also das einzig Mögliche eben auf Grund der Struktur dieser Person ist, daß man derartigen Dingen seinen Lauf laßt, möglichst wenig dazu sagt, weil, wenn man was sagt, dann wird das Theater nur umso größer und ja, grad' halt in der Situation, daß man halt irgendwie zuhört und das halt am Patienten und an sich selbst vorübergehen laßt und sich halt denkt, ja, zu dem geh' ich halt nachher noch einmal hin und sprech' noch einmal mit ihm, net. Ich mein', das ist auf Grund der Erfahrung mit dieser Person die einzige Möglichkeit, das irgendwie für alle Seiten praktikabel zu machen.

> I22: Ja. Sind irgendwelche andere Einflüsse in der Situation noch vorhanden, die Dein Handeln bestimmen?

P22: Na ja, net nur, daß man durch irgendeine Unterbrechung oder, wenn man das objektiv betrachtet, ob das des Sinnvollste war, man kann mit jedem Menschen normalerweise diskutieren oder auch in der Visite irgendwas sagen bei einem anderen Oberarzt, aber das ist da net möglich. Es ist net nur so, daß man dann durch sowas auf den Patienten noch ein größeres Donnerwetter heraufbeschwört, als daß man nachher selber angegriffen wird und meist im Rahmen eines Rundumschlages auch noch andere Schwestern oder Kollegen auch noch eins aufs Dach kriegen, also – wie g'sagt – um für alle Beteiligten, die anwesend sind, des halt möglichst glimpflich ablaufen zu lassen, sagt man am besten gar nix. Und macht halt dann danach das Beste draus.

Die Begründung der Wertung, daß hier ein interaktionistisches Kontrollbewußtsein vorliegt, war diese: Die Interviewpartnerin beschreibt in P21 ihr Verhalten bei der Visite intrasituativ als wechselseitige Beeinflussung äußerer – „bei der Konstellation" – und innerer – „eher abschalten ...", „emotionslos" – Faktoren. Die Tatsache, daß sie wenig sagt, um nicht „noch größere Kalamitäten heraufzubeschwören", bedeutet keinen Verzicht auf eine Wechselseitigkeit der Interaktion.

In P22 wird die starke Dominanz des äußeren Einflußfaktors, den ein bestimmter Oberarzt bei der Visit ausübt, wiederum im Wechselspiel mit den inneren Faktoren der Interviewpartnerin, die im Wissen um das Wechselspiel aller bei der Visite Beteiligten „das Beste daraus" machen will, dargelegt.

Diesselbe Frage nach deterministisch-additiver oder interaktionistischer Form des Kontrollbewußtseins kehrte in der Sequenz I29–P34 des Interviews 128 (Schwester) wieder:

I29: Ja, wenn wir noch einmal zusammenfassen, dann ist da der Patient, seine Angehörigen und die Ärzte, Sie selber als Person in der Arbeit eben, wo Sie mit Aggressionen, Schuldgefühlen, ja ... fertig werden müssen, Ruhe bewahren müssen, sich selber zurücknehmen teilweise ...

P29: Ja, und vor allem, daß man die Ärzte in Schutz nehmen muß, weil sie oft wirklich nicht daherkommen, oder wenn man was sagt, ich meine, die haben oft nach 5 Minuten schon, daß es heißt, meine Zeit und hin und her ... und wir können das hinterher ausgleichen.

I30: Wie meinen Sie das, nach 5 Minuten?

P30: Es gibt oft aufwendigere oder anstrengendere Patienten, also angenehme und unangenehme, und bei manchen oft, wenn die was haben, dann geht uns ewig keiner hinzu, nicht immer, weil sie keine Zeit haben, sondern weil sie nicht wollen, oder oft auch versprechen sie es uns auch, ich weiß ja nicht immer, was sie grad tuan ... Aber für uns ist es oft recht ein Kampf, bis uns einer hergeht.

I31: Daß die die abblocken sozusagen?

P31: Na net, es is halt, irgendwo is das aufreibend.

I32: Aha, und Sie werden dann noch so hingestellt, als wie wenn Sie dafür verantwortlich wären?

P32: Ja, oder wir müssen irgendwie sagen, ja, er hat g'rad keine Zeit ... ja, was soll ma tun, wir wissen's oft auch nicht.

I33: Und wenn Sie da mit Ärzten sich zusammenreden?

P33: Bringt nix.

I34: Sie schütteln einmal den Kopf.

P34: Das ist so.

Die Einigung besteht in der Wertung eines interaktionistischen Kontrollbewußtseins. Dies mit folgender Begründung:
Als äußerer Faktor liegt das Verhalten von Ärzten vor, die, auch wenn sie Zeit hätten, die Patienten nicht besuchen. Diesmal beschreibt sich die Interviewpartnerin kurz in einer Auseinandersetzung auch mit inneren Faktoren, wie z.B. „ich weiß ja nicht immer, was sie grad tun", deren Wechselseitigkeit auch deutlich zum Ausdruck kommt: „Aber für uns ist es oft recht a Kampf, bis uns einer hergeht." Das Kontrollbewußtsein der Interviewpartnerin wird als interaktionistisches beurteilt. Daß die Bemühung nach besserer wechselseitiger Interaktion mit den Ärzten „nix bringt", ist ebenfalls Teil des interaktionistischen Kontrollbewußtseins.

Diesselbe Frage stellte sich in der Sequenz I18–P21 des Interviews 131 (Schwester):

I18: Ja, einer ist sensibel, ein anderer weniger, von dem her.
Wenn du jetzt so überlegst, das mit der Medizin interessiert mich noch, weißt Du, mit der Sinnhaftigkeit kommt das öfter vor, solche Sachen, oder weniger ?

P18: Also, es geht ja Gott sei Dank immer nur um meine Meinung?

I19: Ja, ja.

P19: Ja, also ich find', das ist eigentlich schon öfter.

I20: Weil Du gesagt hast, Intensivmedizin ist da anders.

P20: Ja, ich glaub'... wie ich g'hört hab', daß du was über Ethik machst, nachher denk' ich mir, ja, da ist Intensivmedizin prädestiniert dafür, daß ich befragt werd', oder auch Transplantationen und solche Sachen. Also für mich ist es oft so, daß ich das Gefühl hab', also es wird oft, ja, also schon des öfteren so nach dem Motto gemacht, wir probieren's einfach, oder? Ich mein', wenn ein Kind 500 Gramm hat und des nach dem Kaiserschnitt da ist und denkst Dir, so ein Kind kann doch nit überleben, dann wird's aber sofort intubiert, so halt nach dem Motto – wir probieren's einmal. Das Kind leidet dann also vier Monate hin oder auch nur zwei Tage, und dann stirbt's. Auf der anderen Seite weiß ich auch, daß es manchmal funktioniert. Also des abzuschätzen, des ist sicher was unheimlich Schwieriges und es ist wahrscheinlich leichter zu sagen, okay, wir probieren's, als von vornherein zu sagen, ja, wir lassen's.

I21: Ja, und sicher auch gefordert dann, irgendwo.

P21: Ja, aber ich denk' mir, mit dem kann man alles legitimieren dann, so nach dem Motto, wir probieren's einmal. Siehe Erlanger Baby ... und ich denk' mir, wenn so etwas weitergeht, nachher kann ich nur sagen, nein danke, wie weit ist denn die Medizin gekommen?

Die Wertung interaktionistische Form des Kontrollbewußtseins wird folgendermaßen begründet:

Externale Faktoren, die die Interviewpartnerin vom Interviewer aufnimmt – „wie ich g'hört hab', daß du was über Ethik machst" –, werden intrasituativ, d.h. in dieser Interviewsituation, mit externalen Faktoren aus der Arbeitswelt der Interviewpartnerin in Zusammenhang gebracht – „da ist Intensivmedizin prädestiniert dafür, daß ich befragt werd', oder auch Transplantationen und solche Sachen", „das Kind leidet dann also vier Monate hin oder auch nur zwei Tage, und dann stirbt's. Auf der anderen Seite weiß ich auch, daß es manchmal funktioniert". Die wechselseitige Beeinflussung äußerer und innerer Faktoren kommt nicht nur in der Auseinandersetzung mit dem Interviewer zum Ausdruck – z.B. in P21: „Ja, aber ich denk' mir, mit dem kann man alles legitimieren dann, so nach dem Motto, wir probieren's einmal" – sondern auch intrasituativ wird die Gleichzeitigkeit von äußerem Einfluß – „wenn ein Kind nach dem Kaiserschnitt 500 Gramm hat" – mit dem internen Faktor – „da denk ich mir, so ein Kind kann doch nicht überleben", – und darauffolgendem äußeren Faktor – „dann wird's aber sofort intubiert", – ausgedrückt. Die Wechselseitigkeit der Interaktion erhält den Namen „abschätzen", die Interaktion Ärzte und Kind wird dazu reflektiert und bewertet: „Also des abzuschätzen, des is sicher was unheimlich Schwieriges und es ist wahrscheinlich leichter zu sagen, okay, wir probieren's, als von vornherein zu sagen, ja, wir lassen's."

In der Sequenz I43–I45 des Interviews 183 (SHD) bewertet die Auswertungsgruppe schließlich das Kontrollbewußtsein als eine deterministisch-additive und nicht interaktionistische Form.

I43: Und sollte man da irgendwas ändern?

P43: Ja, geändert ... bei uns soll eigentlich nur geändert werden, daß mehr Personal daherkommt, daß wir einmal mehr Leute krieg'n, daß wir unsere Überstunden abbauen, weil für 21 Leute kommen fast bei 10.000 Stunden zusammen, daß wir da einmal a bissl abbauen könnten und daß von der Arbeit her – so wie wir's jetzt machen möchten, daß wir bis Viere durcharbeiten nur mehr und ab 4 Uhr nur mehr ein Notdienst da wär' und nachher müßten sie die Termine, die nach Viere wären, vor Viere hineinschieben und nachher weiß man nicht mehr, wo anfangen, das bringen sie gar nie unter. Von dem her, von der Arbeit her, auf zwei Stationen, bei den 2 Stationen gehörten sicherlich 2 Leute hinauf, daß du mit der Arbeit nachkommst. Gut, bei der Station, da sind einmal alle beide Aushilfen oben gewesen und der, der auf der Station zuständig war, und sie sind zu dritt nicht nachgekommen mit der Arbeit. Auf jeder Station arbeiten sie getrennt ... und halt vom Personal, daß wir unsere normalen Sollstunden machen und nicht nachher monatlich noch 40 bis 60 Überstunden machen.

Die Wertung deterministisch-additive Form wird wie folgt begründet: Intrasituativ wird hier keine wechselseitige Interaktion in ihrem Zusammenspiel beschrieben. Den äußeren Einflußfaktoren – „für 21 Leute kommen fast bei 10.000 Stunden zusammen“ und „bei der Station, da sind einmal alle beide Aushilfen oben gewesen und der, der auf der Station zuständig war, und sie sind zu dritt nicht nachgekommen mit der Arbeit“ – wird die Forderung nach mehr Personal entgegengestellt. Die Bewältigung der eigenen Arbeit durch mehr Personal stellt eine monokausale Erklärung dar. Das Problem der Terminvergabe und Terminorganisation zusammen mit den Schwestern, etwa nach dem Muster einer wechselseitigen Interaktion, wird hier nicht in Betracht gezogen. Da neben den externen Einflußfaktoren auch interne Determinierungswünsche stehen, handelt es sich nicht um eine rein externale Form des Kontrollbewußtseins.

Im Interview 94 (Assistenzärztin) wurde die Sequenz I25–P25 gleichfalls als deterministisch-additive Form bewertet.

I25: Was glaubst Du, wie es allgemein ist? Du hast es schon angesprochen, wie ist man erfolgreich, durch was, wenn z.B. welche Einflüsse wirken? Wodurch?

P25: Na ja, an der Klinik, ich mein', das gilt nur für die Klinik, glaub' ich, muß man einmal derzeit sagen, daß es wirklich wichtiger ist, ich find's nicht ganz richtig, aber es ist im Moment sicher wichtiger, wissenschaftlich mehr zu tun als daß man sich um eine normale Patientenbetreuung bemüht. Also da ist sicher einer, der sagen wir 10 Papers geschrieben hat, dafür aber auf der Station also nur einmal bei der Visite vorbeischaut und den Rest dann nämlich anderen Kollegen aufbürdet, sicher jetzt an der Spitze mehr angesehen als einer, der halt sich mehr um die Patienten kümmert und halt die Routine macht."

Die Begründung dieser Wertung: Die Frage nach dem Erfolg wird hier mit einer Aufzählung externaler – „Klinik", Bevorzugung und „Ansehen bei der Spitze" der wissenschaftlichen Arbeit gegenüber „Patientenbetreuung", „Visite" und „Routine" – und internaler – „ich find's nicht ganz richtig" – Faktoren beantwortet. Ein intrasituativ gegenseitiger Bezug dieser Faktoren kommt dabei nicht zum Ausdruck.

Ebenfalls eine deterministisch-additive und keine interaktionistische Form liegt in der Sequenz I12–P16 des Interviews 128 (Schwester) vor:

I12: Wenn wir also jetzt einmal zusammenfassen: Da ist also der Patient, der daliegt mit seiner Krankheit, die Aggressionen, die durch Schmerzen und Unwissenheit ausgelöst werden bei Ihnen, dann der Arzt, der sich nicht meldet, obwohl Sie sich bemühen, ihn zu erreichen.

P12: Ja, er war anscheinend im OP und er war wirklich zweimal da zu Mittag, kurze Zeit hintereinander. Und er ist das zweite Mal g'rad gegangen g'wesen, nachher hat der wieder g'läutet. Und er war anscheinend nachher im Operationssaal, weil er noch eine Operation gehabt hat.

I13: Dann der andere Arzt, der da ausgeholfen hat sozusagen, für den einen eingesprungen ist und sich mit dem in Verbindung gesetzt hat, und dann die Angehörigen – Sie haben gesagt, Sie kriegen da – eigentlich, das wird alles Ihnen aufgelastet.

P13: Ja, das sind eigentlich immer wir, daß wir also irgendwo... genauso, wenn manche Ärzte bei manchen Patienten nie nachschauen, oder wenn die Patienten oft bei der Visite ... wenn irgendwas ist, bei der Visite sagen sie es nie, immer hinterher, da zwickt's, oder da zwickt's, oder des Problem oder des Problem hab' ich, oder wenn eine Operation abgesagt wird, manchmal ist das zwei-, dreimal der Fall oder öfter, irgendwo wird das immer uns gegenüber ausg'lassen, irgendwie fühlt man sich schuldig, obwohl wir die letzten sind, wir können ja nit dafür, das Pflegepersonal, aber es wird ...

I14: Aber Sie übernehmen eine Verantwortung, wofür Sie eigentlich nichts können dann im Prinzip.

P14: Ja, also ich meine, man fühlt sich oft richtig schuldig, aber wir können ja nit dafür, wenn die Patienten uns vorwurfsvoll anschauen oder vorwurfsvoll anreden oder einfach die ganze Aggression bei uns abladen, obwohl wir ... oder oft haben wir einfach Probleme, daß derjenige Behandelnde daherkommt, wenn der Patient irgendein Problem hat, wenn er was fragen möchte oder was immer, da können wir oft ewig betteln und probieren, bis uns einer herkommt, und die Patienten natürlich meinen, wir tun nix, oder – dabei ...

I15: Sie kriegen viel dazu, was eigentlich nicht Ihnen gehört?

P15: Eigentlich schon.

I16: Also Schuldgefühle, Aggressionen, dann die Ärzte, Probleme, Angehörige...

P16: Probleme von den Patienten, das wird sowieso alles bei uns abg'laden, ja , schon eigentlich.

Die Begründung der Wertung deterministisch-additiv: In P13 werden die äußeren Faktoren – Ärzte schauen bei den Patienten nicht nach, die Patienten sagen nichts bei der Visite sondern danach, Operationen werden abgesagt – nicht mit dem inneren Faktor „irgendwie fühlt man sich schuldig" in Zusammenhang gestellt sondern, wie aus P14 ersichtlich, mit dem äußeren Faktor von der Patientenseite her, die „uns vorwurfsvoll anschauen oder vorwurfsvoll anreden oder einfach die ganze Aggression bei uns abladen". Mit dem Ärzte- und entsprechenden Patientenverhalten werden also zwei äußere Faktoren dargestellt und in ihrer Wechselseitigkeit erklärt. Die Beziehung in der Situation mit dem Patientenverhalten, das den inneren Faktoren des Interviewpartners „man fühlt sich oft richtig schuldig", zur Folge hat, ist eher als monokausale denn als eine wechselseitige zu bezeichnen. Außerdem liegen verschiedene Situationen vor.

In der Sequenz I18–P20 des Interviews 94 (Assistenzärztin) stand die internale oder eine deterministisch-additive Form des Kontrollbewußtseins zur Wahl:

I18: Wenn wir uns die Situation anschauen, die Du beschrieben hast, die wichtige Person wäre wahrscheinlich der Oberarzt.

P18: Ja.

I19: Der Patient ist gewissermaßen auch ein äußerer Einfluß und Deine eigenen Einflüsse wären in der Situation Deine Eigenschaften, Deine Anstrengungen, Deine Bemühungen, um das überhaupt noch einmal klarzumachen.

P19: Ja, die Ausdauer, weil ich mein', des muß ma halt, ja ... in dem Sinn schon, weil g'rad solche Dinge, die man dem Patienten fünfmal vorkauen muß, ich mein', das hat weniger mit Intellekt oder Können zu tun, aber vor allen Dingen geht man hin, damit man ihm etwas vorbetet, um nicht von vornherein zu sagen, na, des bringt eh nix – und einfach den Hut draufhaut, also, des glaub' i, kann man eher als Ausdauer halt bezeichnen.

I20: Vor allem Ausdauer, ja.

P20: Ja.

Begründung der Wertung internal: Mit „Ausdauer" gibt der Interviewpartner einen ausgesprochene internalen Einflußfaktor an. Das eigene Handeln wird anhand der Tätigkeiten „dem Patienten fünfmal vorkauen", „vor allen Dingen geht man hin, damit man ihm etwas vorbetet" beschrieben.

6.2.4 Reflexivität

Unter dem Begriff Reflexion wird die Tätigkeit, über eigene oder fremde Kontrollevaluationen nachzudenken, verstanden. Reflexivität wäre demnach die besondere Art der Reflexion eines bestimmten Menschen. Die Reflexivität trägt zur genaueren Beschreibung des Kontrollbewußtseins bei.[126] Der Interviewer stellt im Interview eine Reihe von bestimmten Fragen, die ausdrücklich die Reflexivität ansprechen. Diese Fragen betreffen Vorstellungen zur Realitätsangemessenheit der eigenen Vorstellungswelt, der Selbstreflexivität und der Selbstkontrolle – Frage 6, 7 und 8 des Interviewleitfadens –, Fragen nach Vorstellungen, die anderen Personen zugeschrieben werden – Frage 15 und 16 des Interviewleitfadens –, und nach subjektiven Konzepten von Erfolg, Gerechtigkeit und Weltbild – Frage 17 und 18 des Interviewleitfadens –, die als „control ideology" ebenfalls zu Vorstellungen über Kontrollvorstellungen gehören.

Der Auswerter soll nun nicht nur Vorkommen oder Fehlen von Reflexivität feststellen, sondern zusätzlich die Aussagen anhand von drei möglichen Beurteilungen – unmittelbar, distanziert, sehr distanziert –, bewerten.

Die Wertung unmittelbar bedeutet, daß die Kontrollevaluation spontan und ohne argumentativen Aufwand, raumzeitlich und inhaltlich breit, undifferenziert und allgemein vorgebracht wird. Es werden dabei keine Beispiele gebracht.

Distanziertheit zeichnet sich durch Beispiele aus dem Klinikbereich aus, die der Interviewpartner einbringt, um seine Aussagen zu veranschaulichen.

---

[126] Hoff, E.-H., Hohner, H.-U., Methoden zur Erfassung von Kontrollbewußtsein. Berlin 1992, 28.

Beispiele und Nach- bzw. Überdenken des eigenen Urteils, das Vorlegen eigener Argumente und deren logisch kohärenter Begründung sind Kennzeichen, die mit der Wertung „sehr distanziert" belegt werden.

Die Wertungen unmittelbar, distanziert und sehr distanziert werden am Beispiel der Sequenz I1–P8 des Interviews 93 (Arzt) veranschaulicht:

I1: Ich möchte mit Ihnen über Ihre Arbeit sprechen in der Klinik auf Ihrer Station, also in dem Bereich, in dem Sie tätig sind, und welche Einflüsse in Ihrer Arbeit eine Rolle spielen bzw. welche Kräfte für Ihr Handeln in Ihrer Arbeit maßgebend sind und wenn Sie da ein Beispiel, eine konkrete Situation aus Ihrer Arbeit schildern könnten, die sich vielleicht räumlich zeitlich gewissermaßen begrenzen läßt, also nicht den ganzen Tagesablauf, sondern eine Situation, ein konkretes Beispiel aus Ihrer Arbeit.

P1: Da müssen Sie mir jetzt ein bißl helfen, was Sie da jetzt meinen genau? Ich mein', die Arbeit ist ja sehr vielschichtig und meinen Sie jetzt den Tagesablauf oder meinen Sie jetzt welche Motivation man hat bei der Patientenbetreuung oder was immer? Ich komm' nit ganz dahinter, worauf Sie hinauswollen.

I2: Also nicht den Tagesablauf, eine Situation, die Sie möglichst selbst wählen aus dem Tagesablauf, eine Situation, die heute passiert ist, die gestern passiert ist, die vielleicht letzte Woche vorgekommen ist, z.B. es kann eine öfter wiederkehrende Situation sein, aber es kann auch eine außergewöhnliche Situation sein, eine Situation aus Ihrer Arbeit. Das Beispiel – ich möcht' Ihnen nicht gern irgendein Beispiel nennen, weil es das Problem dann ist ...

P2: Na, na, eine Situation aus der Arbeit soll ich Ihnen sagen, daß man zu einer gewissen Zeit Visite macht, sich mit Patienten beschäftigt, zu anderen Zeiten wieder in der Ambulanz tätig ist, sich mit administrativen Dingen beschäftigt, ich komm' nit ganz dahinter, was ...

I3: So, wie Sie jetzt gesagt haben, zum Beispiel die Situation der Visite oder die Situation am Krankenbett, oder eine Situation, wenn Sie in der Ambulanz tätig sind, also nicht was Sie so alles machen, sondern Sie können sich eine Situation herausnehmen, ein konkretes Gespräch mit dem Patienten, eine Aufnahme in der Ambulanz, die spezielle Sache bei der Visite oder einfach die Visite an sich, eine Arbeitssituation, die Ihnen dazu einfällt.

P3: ... schildern, um was es da geht. Na gut, wird sich ja vermutlich ergeben. Ja, nehmen wir eine Situation aus der Ambulanz, oder?

I4: Ja.

P4: Also Patienten werden zugewiesen bei uns an der Ambulanz.

I5: Können Sie ein konkretes Beispiel nennen, also nicht allgemein, was passiert, sondern wenn Ihnen vielleicht konkret ein Fall einfällt?

P5: Gut. Eine junge Patientin wird zugewiesen an die Ambulanz wegen schwerer Osteoporose. Ich schau' die Patientin wie üblich an, führe mit ihr ein Gespräch über ihre Vorgeschichte, über ihre Beschwerden und medizinischen Probleme, so sie welche hat bzw. wie sie das selber empfindet, und schaue mir dann doch die Befunde, die sie mitbringt meistens, vielfach kommen Patienten schon mit Befunden in die Ambulanz, und dann erkläre ich der Patientin, daß auf Grund der mitgebrachten Befunde die Diagnose der Osteoporose nicht stimmt, falsch ist, weil eine Befundfehlinterpretation vorliegt und versuche zu erklären, daß sie eben nicht normale Knochen hat und vom Knochen her eigentlich gesund ist, worauf sie in Tränen ausbricht und furchtbar entsetzt ist darüber, daß sie also nur links liegengelassen wird, weil man ihr nichts sagt, ihr nichts erklärt usw.

I6: Sie haben ihr eigentlich an sich eine positive Nachricht überbracht, oder? Und sie reagiert anders.

P6: Richtig. Sie hat aber von Voruntersuchungen immer eine schlechte Nachricht gehört und war offenbar auf die Nachricht schon so fixiert, daß sie also jetzt ganz entsetzt ist, daß das nicht stimmt einerseits – offenbar hat sie das also zumindest in der zur Verfügung stehenden Zeit nicht verarbeitet oder verarbeiten können, daß dem eben nicht so ist – und andererseits hat sie sicher auch entsetzt, was verständlich ist, daß man ihr vorher offenbar die Dinge falsch dargelegt hat, vielleicht in einem Mißverständnis, wie man Befunde werten soll.

I7: Sie haben jetzt eine junge Patientin, eine Patientin, die mit einem falschen Befund zu Ihnen kommt ...

P7: Der Befund als solcher ist schon richtig, nur die Interpretation des Befundes, die war falsch.

I8: Die Interpretation war falsch und Sie haben für die Patientin an sich eine gute Nachricht und die Patientin reagiert an sich ungewöhnlich, oder nicht wie erwartet, sagen wir so.

P8: Also absolut unerwartet war das.

Einigkeit bestand in der Auswertungsgruppe darüber, daß der Arzt ein Beispiel aus dem Klinikbereich – die Aufnahme in der Ambulanz – mit weiteren Beispielen – der jungen Patientin, die wegen schwerer Osteoporose zugewiesen wird, dem Patientengespräch, etc. – veranschaulicht. Die Wertung „distanziert" ist durch diese Beispiele zweifelsfrei sichergestellt.

Uneinigkeit bestand nun im Urteil über das Vorliegen eigener Argumente des Arztes, bzw. deren logisch kohärenter Begründung, die eine Wertung „sehr distanziert" rechtfertigen. Die Auswertungsgruppe verständigte sich darauf, daß diese Argumente vorliegen, wenn der Arzt versucht, die Fehldiagnose Osteoporose der Patientin zu erklären, „daß sie eben nicht normale Knochen hat und vom Knochen her eigentlich gesund ist". Auch die Argumentation mit dem Interviewer in P6 für das Verhalten der Patientin – daß sie aus Mangel an Zeit dieses Gespräch nicht verarbeiten konnte und über die Fehldiagnose entsetzt war – verlangt entsprechend unserer Definition eine hohe Reflexivitätswertung.

Es ist dabei nicht Aufgabe der Auswertung zu bewerten, ob ein Arzt aufgrund seiner Ausbildung diese Reflexionen gleichsam automatisch und nebenbei ohne große Anstrengung tätigen kann. Es ist klar, eine Diplomschwester müßte eine ungleich größere persönliche Anstrengung unternehmen, um zu einer verlgeichbaren Wertung ihrer Reflexivität zu kommen, für einen SHD ist es aufgrund seiner im Verhältnis zum Arzt und zur Schwester sehr viel geringeren medizinischen Ausbildung wahrscheinlich überhaupt unmöglich, eine „sehr distanzierte" medizinische Argumentation zu führen. Die Auswertungsgruppe trifft hier auf das Problem der Bevor- bzw. Benachteiligung in der Argumentationsfähigkeit, wie sie durch hohe bzw. geringe schulische und akademische Ausbildung verursacht wird.

6.2.5 Die Perspektive des Interviewpartners

Die persönliche Perspektive spricht in der ersten Person Einzahl, „ich". Die kollektive Perspektive thematisiert persönliche Kontrolle im Zusammenhang einer Gruppe oder eines Kollektivs[127]. Entsprechende Äußerungen sind „ich, zusammen mit anderen", „ich als Mitglied einer Gruppe"[128]. Persönlicher und kollektiver Perspektive steht die allgemeine Kontrolle gegenüber, in der das Verhältnis einer verallgemeinerten Person „man" zu ihrer Umwelt unter Kontrollaspekten thematisiert wird[129]. Ein besonderes Kennzeichen und Vorraussetzung jeden partnerschaftlichen Dialoges ist das Wahrnehmen und Wiedergeben, kurz das Einnehmenkönnen der Perspektive eines anderen.

6.2.6 Interviewerverhalten

Die Kriterien zur Bewertung des Interviewerverhaltens (I-VERHALTEN) wurden in Punkt 3.1 dargelegt. Die folgende Tabelle gibt die

[127] Ebd. 14.
[128] Ebd.
[129] Ebd. 15.

Verteilung des ausgeglichenen des unausgeglichenen Interviewerverhaltens (direktiv oder wertend) über die 3082 untersuchten Sequenzen wieder. Fünf Sequenzen wurden nicht bewertet.

I-VERHALTEN	AUSGEGLICHEN	DIREKTIV	WERTEND
SEQUENZEN	3035	29	13

Dieses Ergebnis der Beurteilung des Interviewerverhaltens ist sehr zufriedenstellend. Die Auswerterinnen bewerteten in weniger als 1% der Sequenzen das Interviewerverhalten als „direktiv" und in weniger als 1/2% der Sequenzen als „wertend". D.h., in der Regel wurden die Interviewpartner nicht unterbrochen, es verschwanden durch die Intervention der Interviewer weder Themen, noch führten sie welche in das Gespräch ein, die nicht dem Fragebogen entsprachen, und sie enthielten sich, dem Interviewpartner ausdrücklich persönliche Gefühle, Meinungen, Überzeugungen und Urteile entgegenzustellen.

Es war der Interviewergruppe offensichtlich gelungen, ausgeglichen zu interviewen und damit in den Interaktionen mit den Interviewpartnern für deren Botschaft und Information offen zu bleiben.

6.2.7 Zusammenstellung der Auswertungspunkte

1 Sequenzbestimmung
2 Grundvorstellung
  2.1 Eigene Grundvorstellung
  2.2 Fremde Grundvorstellung
  2.3 Eigene und fremde Grundvorstellung
3 Dominante Form des Kontrollbewußtseins
  3.1 Fatalistische Form des Kontrollbewußtseins
  3.2 Externale Form des Kontrollbewußtseins
  3.3 Internale Form des Kontrollbewußtseins
  3.4 Deterministisch-additive Form des Kontrollbewußtseins
  3.5 Interaktionistische From des Kontrollbewußtseins
4 Reflexivität
  4.1 Realitätsangemessenheit der eigenen Vorstellungen und Selbstkontrolle
    4.1.1 Unmittelbar
    4.1.2 Distanziert
    4.1.3 Sehr distanziert
  4.2 Vorstellungen, die anderen zugeschrieben werden

        4.2.1 Unmittelbar
        4.2.2 Distanziert
        4.2.3 Sehr distanziert
    4.3 Subjektive Konzepte von Erfolg, Gerechtigkeit und Weltbild
        4.3.1 Unmittelbar
        4.3.2 Distanziert
        4.3.3 Sehr distanziert
5 Perspektive des Interviewpartners
    5.1 Persönliche Perspektive
    5.2 Kollektive Perspektive
    5.3 Allgemeine Perspektive
    5.4 Mehrere Perspektiven von 5.1 bis 5.3
    5.5 Gibt Perspektive eines anderen wieder
    5.6 Perspektiven 5.5 und 5.4
6 Interviewerverhalten
    6.1 Ausgeglichen
    6.2 Unausgeglichen
        6.2.1 Direktiv
        6.2.2 Wertend

6.2.8 Die ersten 10 Interviews, Zusammenfassung

Die Einzelauswertungen ergaben bei Interview 182 19, 18 und 12 Sequenzen. Die Einigung bestand in 14 Sequenzen. Bezüglich der weiteren Auswertungspunkte gab es bloß bei 2 Sequenzen Wertungsdifferenzen. Einmal ging es um die Wertungen 4.5. oder 4.4., dann um 4.1. oder 4.2.

Bei Interview 183 gab es 3 Differenzen in der Sequenzeinteilung, 2 Differenzen bezüglich der Wertungen 4.4. oder 4.5, drei Differenzen bezüglich der Reflexivität in Wertungen 5.2.1. oder 5.2.2, bzw. 5.3.2. oder 5.3.3. und drei Differenzen bezüglich der Perspektive des Interviewpartners.

Beim Interview 181 gab es 4 Differenzen bezüglich der Sequenzbildung, zwei Nichtwertungen bei Punkt 4, zwei Differenzen um 4.4 bzw. 4.5 und zwei Differenzen um 4.3 bzw. 4.4. Bei Punkt 6 gab es drei Differenzen und bei Punkt 5 zwei Differenzen.

Bei Interview 93 gab es 2 Sequenzdifferenzen, 2 Differenzen um Punkt 4.4 oder 4.5, zwei Differenzen bezüglich Punkt 5 und zwei Differenzen um Punkt 6.

Bei Interview 94 gab es 2 Sequenzdifferenzen. Zwei Differenzen bezüglich 4.4 oder 4.5, eine Differenz um 4.3 oder 4.4 und eine Nichtwertung. Bezüglich Punkt 3 gab es eine Differenz, bei Punkt 5 gab es 3 Differenzen und bei Punkt 6 gab es 5 Differenzen.

Bei Interview 131 gab es 2 Sequenzdifferenzen, eine Differenz um 4.3 oder 4.4, eine Differenz bei Punkt 3 und eine Differenz bei Punkt 6, weiters zwei Differenzen bei Punkt 5.

Bei Interview 143 gab es 3 Sequenzdifferenzen, zwei Differenzen bei Punkt 4, einmal um 4.3. oder 4.4. und einmal um 4.4 oder 4.5. Bei Punkt 5 eine Differenz, bei Punkt 6 zwei Differenzen und bei Punkt 8 zwei Differenzen.

Bei Interview 128 gab es drei Sequenzdifferenzen, bei Punkt 4 eine Differenz um 4.3 oder 4.4. und zwei Differenzen um 4.5 oder 4.4. Bei Punkt 5 gab es 2 Differenzen.

Bei Interview 81 gab es zwei Sequenzdifferenzen, zwei Differenzen um 4.3 oder 4.4, 3 Differenzen bei Punkt 5 und 4 Differenzen bei Punkt 6, 1 Differenz bei Punkt 8.

Bei Interview 224 gab es 3 Sequenzdifferenzen, eine Differenz um 4.3 oder 4.4, bei Punkt 5 3 Differenzen, und bei Punkt 6 4 Differenzen.

6.3 Betreuung

Während der Zeit der Interviewauswertung, d.h. vom 9. 11. 1993 bis 7. 3. 1994 trafen sich die Auswerterinnen in vierzehntägigem Abstand mit dem Projektleiter, um Unsicherheiten und Fragen der Bewertung einzelner Sequenzen gemeinsam zu besprechen und zu klären.

Im folgenden wird diese Diskussion in der Reihe der besprochenen Interviews und der darin aufgetretenen Fragen zur Bewertung wiedergegeben. Bereits ab Mitte Dezember 1993 betrafen die Unsicherheiten ausschließlich den Punkt der dominanten Form des Kontrollbewußtseins.

Im Interview 144 (Assistenzarzt) trat die Frage auf, ob in P2 eine internale oder eine deterministisch-additive Form des Kontrollbewußtseins vorliegt?

> P2: Also, zur Zeit habe ich eigentlich sehr wenig direkt mit dem Patienten zu tun, weil ich die Bilder befunde, aber schon auch Untersuchungen mache auf der Ambulanz und dort mit Patienten Gespräche führe, Diagnosen erstelle, Therapien mache, also Medikamente empfehle und zum Teil auch Therapien im Sinne von Infiltrationen bei Rückenschmerzen jetzt auch zu machen begonnen habe.

„Untersuchungen" und „Patientengespräche" stellen äußere Einflüsse dar und sprechen daher für Elemente der externalen Form des Kontrollbewußtseins. Die Einigung bestand in der Bewertung als internale Form des Kontrollbewußtseins, da im gesamten Abschnitt P2 der Interviewpartner von sich als Handelndem spricht: „Ich ... befunde, ... ich führe Gespräche, ... ich erstelle, ... ich mache, ... ich empfehle.“ Das Ich bestimmt hier monokausal die Umwelt.

In P15 desselben Interviews wurden die deterministisch-additive und die interaktionistische Form des Kontrollbewußtseins zur Diskussion gestellt.

> P15: Nein, die Patienten, denk' ich, weniger. Aber für mich als Person schon. Aber es ist oft schwer abzuschätzen. Ich hätt' das Interview vielleicht besser machen können, wie ich noch tagtäglich auf der Station war oder tagtäglich im Ambulanzbereich, wo man natürlich nicht nur über die Bilder mit dem Patienten konfrontiert ist, sondern direkt mit dem Patienten den ganzen Tag über, wo ich schon sagen kann, daß ich aus meiner Erfahrung, also, wenn ich das jetzt so langsam versteh', in welche Richtung das Gespräch geht, daß ich schon oft diese Grenze nicht absolut derzogen hab' von dem, was mich berührt oder wo ich eben einfach außerhalb des Arbeitsbereiches, wo mich irgendetwas beschäftigt hat und das dann überhaupt vollkomen abzugrenzen, ist, wenn das extrem war, schon sehr schwierig.

Die Entscheidung fiel auf die Wertung deterministisch-additiv, da keine wechselseitige Interaktion mit den Außenfaktoren – Patienten, Station, Ambulanzbereich, Bilder mit Patienten, Interviewgespräch, Arbeitsbereich – gegeben ist. Der Interviewpartner spricht von monokausalen Ich-Einflüssen auf die Außenwelt – „ist schwer abzuschätzen“, „man ist konfrontiert“ – und beklagt auch, diese einseitige Determination nicht durchhalten zu können, wenn es ihm nicht gelingt, sich „außerhalb des Arbeitsbereiches, wo mich irgendetwas beschäftigt hat ...“, „vollkommen abzugrenzen“ zu können. Der Gedanke der Abgrenzung dominiert, die reziproke intrasituative Interaktion mit der Außenwelt wird vom Interviewpartner nicht beschrieben.

Die Frage internale oder interaktionistische Form stellte sich wiederum in P21:

> P21: Daß ich praktisch einen Teil einfach für die Diagnose-Erstellung beitrag'. Dann in ganz speziellen Bereichen schon auch Therapie mach', aber hauptsächlich einen Teil der Diagnose, einfach.

Auch hier für die Wertung internale Form entschieden, obwohl der Interviewpartner von „beitragen“ spricht, also augenscheinlich seine monokausale Determination der Außenarbeitswelt aufzugeben scheint. Dem ist entgegenzuhalten, daß der Interviewpartner diesen Beitrag nicht definiert, anspricht oder beschreibt. Der Diagnosebeitrag ist nur dahingegehend relativiert, daß er einen unter anderen – i.e. Therapiebeitrag –, also eine monokausale Determination seiner Arbeit darstellt.

In P38 stellte sich dieselbe Frage:

> P38: Ja, wenn ich zum Beispiel den Gedanken hab', daß eine gewisse Diagnose zu stellen oder ein Bild zu befunden ist, und mir nicht sicher bin, aber wo ich mir doch denk', das stimmt, und mich das aber noch nicht getrau' auszusprechen, oder auch wirklich einfach sofort auf's Papier zu bringen.

Die Einigung besteht in einer Wertung auf Vorliegen der internalen Form. Mag vielleicht ein Wunsch nach Interaktion bestehen – der Interviewpartner getraut sich nicht, seine Diagnose auszusprechen –, so ist die Interaktion in P38 nicht ausgedrückt oder beschrieben.

In Interview 179 (SHD weiblich) stellte sich in P17 die Frage nach einer Wertung „distanziert" oder „sehr distanziert".

> P17: Ja, ich glaub' schon. Ich glaub' schon, daß ich mich so verhalt', daß derjenige Verständnis hat, daß ich ein bissl unter Zeitdruck bin und eben nicht mich so intensiv dem widmen kann. Ich glaub', daß da die Freundlichkeit einfach a Rolle spielt, weil die sehen ja, grad' wie es momentan ist, mit den Bauarbeiten, des war wirklich ein Krach und das war fast unzumutbar jetzt, da zu arbeiten, weil eine Seite völlig blockiert war und die Arbeiter waren eingeschränkt, wir waren eingeschränkt und es war für die Patienten nicht angenehm, in dem Staub da zu liegen und auch für uns net...

Es war die Frage, ob die genannten Beispiele als bloße Aufzählung einer Wertung „distanziert" entsprechen, oder ob die Begründung „weil die sehen da" zusammen mit der Beschreibung der Bauarbeiten doch eine Wertung „sehr distanziert" verlangen. Die Einigung bestand in der Wertung „sehr distanziert", da im Text vom Interviewpartner tatsächlich argumentativ vorgegangen wird.

In P43 desselben Interviews 179 stellte sich die Frage, ob es in Ordnung ist, hier keine Wertung zum Punkt Kontrollbewußtsein abzugeben?

> P43: Ja, ich mein', wenn er seine Arbeit verrichtet und das alles ordnungsgemäß macht, zu jedermanns Zufriedenheit möcht' ich nicht sagen, aber halt, in seinem Arbeitsbereich, nachher – warum nicht? Ich

meine, jeder hat – der eine lebt nur für die Wissenschaft, tut Tag und Nacht nix anderes und a anderer, der hat halt a bissl mehr Freizeitvergnügen, und wenn er das in seinem Arbeitsbereich erfüllt, so wie es sein soll, nachher find' ich, sollt' er des genau in Anspruch nehmen können.

Der Interviewpartner redet über Entscheidungen anderer Kollegen, die er beurteilt. Aus dieser Beurteilung sind schwer Anhaltspunkte zum Kontrollbewußtsein zu entnehnen, deshalb ist es in Ordnung, hier keine Wertung zum Punkt Kontrollbewußtsein vorzunehmen, war die Einigung der Gruppe. Anders verhält es sich in P47. Hier kann der Punkt Kontrollbewußtsein bewertet werden.

P47: Also für die Zeit, die ich da bin, ist es momentan schwierig, weil – ich hab mich müssen jetzt so auf meine Sachen konzentrieren und hab' Arbeit g'habt mit mir selber und mit meinem Chef und ... ich hab' zuwenig Einblick noch in das Ganze, daß ich da a Urteil abgeben kann.

Hier spricht der Interviewpartner wiederum von monokausalen Determinationen der Außenwelt durch sein Handeln. Dies wurde mit internal bewertet.

Die nächsten Unsicherheiten traten im Interview 142 (Arzt) auf. In P5 stellte sich wiederum die Frage nach einer Bewertung mit distanziert oder sehr distanziert.

P5: Ja, im Bauchbereich, eine direkt im Bauch von vorne, eine im Rücken, eine Stichwunde, und hat die linke Hand ungefähr in der Hälfte des Unterarmes durchgeschnitten g'habt bis auf den Knochen, wobei sämtliche Sehnen sämtlicher Beuger durchtrennt waren inklusive beider Arterien und sämtlicher Nerven, also Radialis, Ulnaris und Medialis. Und wir haben uns das miteinander mit einem Chirurgen gemeinsam angeschaut, uns ein Programm gemacht, wie wir das der Reihe nach operieren wollen, nach Dringlichkeitsstufe, nachdem die Hand durchblutet war, obwohl beide Arterien durchgeschnitten waren, ist es uns nicht so sehr an der Hand gelegen, weil da hat man ja doch etwa 6 Stunden Zeit, wenn sie nicht durchblutet war, nicht, aber nachdem das nicht der Fall war, hat man da eigentlich – hat man's nicht mehr so eilig g'habt. Ausschlaggebend war jetzt eigentlich die Wunde im Bauch, weil man ja nicht weiß, woher die war, der Patient war vom Kreislauf her soweit stabil, das ist soweit ganz gut 'gangen, also hat man zuerst einmal begonnen, den Patienten abzuklären, also, weil man weiß ja nit, was alles verletzt ist, net. Man hat also mit einer Perforation eines Darms oder eines Darmabschnittes rechnen müssen, nachdem der so a Loch im Bauch hat und in der Leiste, da war natürlich die Frage, ob da ein großes Gefäß irgendwie angeritzt war oder irgendwie verletzt war, kurz vor der Perforation, und natürlich auch an der Flanke muß man erstens an die Leber denken, ob die perforiert ist, oder eben ... – einige Worte durch immensen Baulärm unverständlich – hat man eben ein Programm gemacht und dann hat man eben gesagt, daß zuerst die Allgemeinchirurgen anfangen einmal den Bauch aufmachen, einmal schauen, was da los ist, und anschließend dann wir die Hand und den Rest zusammenflicken. Ja – das hat dann seinen Lauf genommen, wir haben kurz danach angefangen, die Chirurgen haben das Abdomen eröffnet, dann war – also von der linken Leiste aus, der Stich ist also durch den Leistenkanal durchgangen, hat das Sigma perforiert und ist weiter'gangen bis in den Psoas und hat dann noch ... Nerven durchschnitten. Dadurch, daß der Stich praktisch ... gegangen ist, war da eigentlich kein wesentliches Exsudat im Abdomen, man hat das also können ordentlich reinigen und einfach vernähen, damit war die Sache dann vom Nähen her erledigt. Die Wunde rechts an der Flanke hat also weder Leber noch Niere noch sonst irgendein wichtiges Teil getroffen, und es war dann von den Allgemeinchirurgen relativ schnell erledigt, das Ganze hat vielleicht so zwei Stund' gedauert.

Die Auswertungsgruppe einigte sich auf eine Wertung sehr distanziert. Klingt es auch nach Arbeitsroutine, so werden doch eindeutig Argumente vorgebracht, anhand deren der Interviewpartner die Art, Dringlichkeit und Reihenfolge der Versorgung des Patienten rechtfertigt. Bei den Ausdrücken „nachdem die Hand durchblutet war...", „obwohl beide Arterien durchgeschnitten waren...", „wenn sie nicht durchblutet war...", „weil man ja nicht weiß, woher die war" liegen Argumente vor und es wird weiter die Argumentreihe dem Interviewer dargelegt, z.B.: „dadurch, daß der Stich praktisch ... gegangen ist, war da eigentlich kein wesentliches Exsudat ... im Abdomen...".

In P23 desselben Interviews stellte sich die Frage nach der Wertung interaktionistische oder deterministisch-additive Form des Kontrollbewußtsein?

P23: Ja, würd' ich schon sagen, also, ich wüßt' jetzt nicht, was man mehr oder anders machen sollte, mehr fällt mir so ad hoc nicht ein. Ich mein', man kann natürlich nicht mit jedem ... man hat ja nicht nur einen Patienten, man hat ja mehrere Patienten zu betreuen, man kann natürlich nicht mit jedem Patienten stundenlang über irgend etwas diskutieren, nicht, das ist ganz klar. Man muß das halt irgendwie ...

Die Einigung bestand in deterministisch-additiv, da die Wechselseitigkeit der Interaktion nicht beschrieben wird und auch unklar bleibt, ob intrasituativ oder von mehreren Situationen gesprochen wird.

Im Interview 208 (Schwester) war in P26 Unsicherheit bezüglich der gleichen Wertung.

P26: Gerecht ... ich meine, derjenige, der ehrgeizig ist und erfolgreich sein will, der ist es auch unter Umständen oder? Der schafft des auch, oder? Während hingegen eben andere, denen's um was anderes geht, also sprich: die erkannt haben, daß der Patient eine Psyche hat, die werden glaub' ich eher zu kurz kommen, es schaffen, glaub' ich, wenige, daß sie das vereinbaren können, daß sie wirklich eine Karriere machen und dabei ein Mensch bleiben, es gibt ganz ganz wenige, glaub' ich persönlich.

Das Prädikat „vereinbaren" scheint Ausdruck einer wechselseitigen Interaktion zu sein. Da diese jedoch vom Interviewpartner in ihren Anteilen nicht ausgeführt wird, wertete die Auswertungsgruppe übereinstimmend mit deterministisch-additiv.

Im Interview 100 (Arzt) kam es in P45 zur Unsicherheit bezüglich derselben Frage.

P46: Ja, ich komme also dadurch zurecht, daß mir vielleicht so etwas in der extremen Weise noch nicht passiert ist, daß ich sagen müßte, ich bin der Meinung, daß ich so etwas verursacht habe. Ich habe also auch schon Christopherus-Hubschrauber fliegen dürfen – ich habe schon sterbende und tote Kinder in der Hand gehabt, wobei da der Hergang ein anderer ist, wenn das Kind jetzt zusammengefahren worden ist vom Schnellzug, ist das eine andere Ausgangssituation, als wenn man sagt, da müssen wir irgendeine Kleinigkeit richten und es passiert da etwas Fatales. Also, das ist eine ganz andere Sache. Ich kann also feststellen, daß mich die Tätigkeit im Schockraum z.B., wo die ganz Schwerverletzten uns kurzfristig quasi angeboten werden, daß mich das weniger belastet, als die Vorstellung, irgendwo einmal eine Situation zu erleiden, muß man fast sagen, wo man sagt, hätte ich jetzt etwas anderes machen müssen oder sollen. Oder habe ich das Kind beschädigt, mit allen Folgewirkungen. Also, das glaube ich ist das, was unterschwellig jedem Anästhesisten ein bißl mitgeht. Es gibt auch die maligne Hyperthermie, also das sind Dinge, wo es aus unvorhersehbarer Weise zu ganz lebensgefährlichen Zuständen kommen kann, und dem kann man sich nicht entziehen...

Hier ist in den einzelnen geschilderten Situationen kein interaktionistisches Kontrollbewußtsein ausgedrückt, sondern jeweils abwechselnd monokausal externe oder interne Determinationen. Es findet keine wechselseitige Beeinflussung statt", die Auswertungsgruppe einigte sich deshalb auf die Wertung deterministisch-additiv.

Diesselbe Unsicherheit und, mit derselben Argumentation, dieselbe Einigung wurde in P48 gefunden:

P48: Ich glaube schon, daß jeder, wenn wir es jetzt einmal von der Patientensicherheit her sehen, ich glaube das ist das Elementare. Eine we-

> sentliche Bedeutung glaube ich liegt darin, daß man einmal keine Patientenbeschädigung produziert. Sagen wir das einmal so. Das ist die Grundlage dieser Tätigkeiten. Man ist quasi eine medizinische Sicherheitsbindung für alle diese operativen Verfahren, auch oft nur Untersuchungen, und daß dem Patienten nichts passiert, nichts Elementares. Dafür ist eigentlich der Anästhesist zuständig. Das ist die Grundlage, auf dem aufgebaut wird.

In P10 des Interviews 87 (Arzt) wurde diskutiert, mit deterministisch-additiv oder interaktionistisch zu bewerten.

> P10: Ich hoffe ... es ist schwer, sich selber da zu beurteilen, man versucht halt immer, das Beste zu machen, wobei man eben die Tagesverfassung und der Streß natürlich, unter dem man sonst steht, und das Tagesprogramm eine große Rolle spielt, nicht, wenn ich weiß, ich hab' jetzt nix zu tun und kann mir da ruhig eine halbe, eine Dreiviertelstunde Zeit nehmen mindestens, dann ist das eine andere Situation, als wenn ohnehin überall alle Alarmglocken schrillen und man ständig unterbrochen wird, nicht. Das ist halt was ... gut, und ob das angemessen ist oder in welchem Terminus das zu sehen ist, ... ja, man versucht's halt so zu machen, daß man der Situation des Patienten angemessen reagiert, das heißt ...

Es liegt keine wechselseitige Interaktion vor, die anhand einer Situation beschrieben würde. Deshalb kommt hier die Wertung deterministisch-additiv zustande.

Im Interview 221 (Schwester) war die Frage zu klären, P32 mit interaktionistisch zu werten, obwohl die Schwester eine wechselseitige Interaktion, wie sie tatsächlich beschrieben wird, eigentlich für unmöglich hielt.

> P32: Hm ... Ja, eine Situation weiß ich, da hab' ich mich eigentlich auch irgendwie unterschätzt und die äußeren Einflüsse überschätzt und dann war ich verdattert, weil es ganz anders gekommen ist. Da ist es auch um die Transferierung eines Patienten gangen, auch so mit Chefobrigkeit, er wollt' ihn unbedingt dalassen, wir wollten ihn schon seit ewiger Zeit weg ... bzw. wir mußten ihn dann auch in den Gang hinausstellen, weil am Aufnahmetag sind Klassepatienten gekommen und der Chefpatient war nicht Klasse, ... und dann hat er sich total aufg'regt, daß der Patient im Gang liegt, also sein Patient, und dann hab' ich dann nur so g'sagt, ja, ich seh's nicht ein, weshalb soll ich Klassepatienten am Gang liegen lassen, es war eh normalerweise seine Anordnung, den Klassepatienten ins Zimmer legen, ... und hab' des eigentlich nur so beiläufig g'sagt und denkt: ... ja, ja, wird's schon ... es bringt eh wieder nix, aber ich hab's irgendwie g'sagt, ich hab' mich a bissl abreagiert bei ihm, hab' so meinen Frust herausgelassen, daß einfach Klassepatienten normalerweise Anspruch aufs Zimmer haben, das

war dann ein pflegebedürftiger Patient, der also wirklich a Zimmer gebraucht hat, und dann, a halbe Stund' drauf kommt's Telefon, daß wir also seinen Patienten auf eine andere Station transferieren dürfen, irgendwie hat's ihm doch zu denken geben, so ... den Klassepatienten kann ich jetzt nimmer herauslegen, aber, okay, er wollt' auch nicht, daß sein Patient im Gang liegt, aber das war schlußendlich doch so die Möglichkeit, daß wir ihn transferiert haben auf eine andere Station. Also da war ich eigentlich erstaunt so im Nachhinein.

Die offene Beschreibung der eigenen Reaktion durch die Schwester „und dann war ich verdattert, weil es ganz anders gekommen ist", ist kein Hinderungsgrund für die Wertung interaktionistisch, die wechselseitige intrasituative Interaktion wird beschrieben.

Im Interview 88 war in P14 die Frage interaktionistisch oder deterministisch-additiv?

P14: Na, man versucht da schon immer zu kombinieren sozusagen, also schon sowohl auf die Wünsche der Patienten oder die Bedürfnisse der Patienten einzugehen als auch das mit irgendwelchen wissenschaftlichen Konzepten zu vereinbaren.

Die Auswertungsgruppe entschied eindeutig mit der Wertung deterministisch-additiv, da keine wechselseitige Interaktion intrasituativ beschrieben wird.

Auch im Abschnitt P55 stellte sich dieselbe Frage:

P55: Das ist schwierig, weil ich ganz unterschiedliche Arbeitsbereiche hab', wo man das nicht leicht definieren kann, glaub' ich. Auf der einen Seite der wissenschaftliche Bereich und auf der anderen Seite die Patientenarbeit und da sind in unserem Fach die Erfolge sicher ganz anders wie in anderen Fächern, also und da haben wir auch gelernt, mit sehr wenig schon zufrieden zu sein, also ich bin schon froh, wenn der noch zu Hause leben kann und jeden Tag eine Stunde lang irgendwohin geht in eine Beschäftigungstherapie, also da sind wir schon begeistert, das ist schon ein Erfolg für uns, da haben wir schon ziemlich zum Teil heruntergeschraubt, das kann man nicht mit anderen Kriterien messen, da geht's auch um sehr viele Langzeitsachen, also da passiert oft akut gar net so viel, wenn's darum geht, einen Schizophrenen zu rehabilitieren oder so, sondern da muß man sehr geduldig sein, über Jahre.

Es ist hier die Frage, ob die hier beschriebenen wechselseitigen Interaktionen, z.B. „also ich bin schon froh, wenn der noch zu Hause leben kann und jeden Tag eine Stunde lang irgendwohin geht in eine Beschäftigungstherapie", wegen der langen Dauer der angesprochenen Rehabilitationen – „da muß man sehr geduldig sein, über Jahre“ z.B. – als intrasituativ betrachtet und P55 somit mit interaktionistisch bewertet werden kann. Die Auswertungsgruppe entschied positiv, da die Situation Rehabilitation angesprochen und beschrieben wird.

Dasselbe Problem tritt in P63 auf:

P63: Nein, in meinem Zweig der Medizin nicht gut, ich glaube, daß Chirurgen zum Beispiel ... ja, erstens ist es viel handwerklicher, es wird das Handeln irgendwie reduziert auf ganz eine handwerkliche Tätigkeit, auf ein Operationsfeld, der ganze Mensch ist nimmer so präsent, während wir doch zum Teil wirklich ganz intensive Beziehungen zu unseren Patienten haben und dadurch auch doch auch die Mißerfolge, irgendwie vielleicht sogar – ich meine, wenn der Chirurg versagt oder das halt nimmer zu reparieren ist, dann stirbt der Patient, aber dann wird er weggebracht und ist ihm aus den Augen und aus dem Sinn, während wir noch jahrelang womöglich den ambulant führen und ambulant seine Lebenskrisen mitkriegen ... und seine Verzweiflung und des alles ... und das ist glaub' ich, auf die Dauer, ja ein vielbeherrschender Mißerfolg. Ich glaub', da sind große Unterschiede, da ist sicher die Psychiatrie nicht repräsentativ für die restliche Medizin.

Die Beziehung des Psychiaters zu seinem Patienten wird nicht als wechselseitige Interaktion beschrieben. Der Arzt, der den Patienten „noch jahrelang womöglich ... ambulant führen und ambulant seine Lebenskrisen mitkriegen ... und seine Verzweiflung und des alles“ erfahren muß, beschreibt additiv Determinationen. Einmal wird der Patient vom Arzt „ambulant geführt“, dann bekommt der Arzt die „Lebenskrisen“ des Patienten mit. Hier wird keine wechselseitige sondern eine einseitige Interaktion beschrieben. Die Auswertungsgruppe wertete dementsprechend mit deterministisch-additiv.

Im Interview 251 (Schwester) ging es in P10 und P16 um die Wertungen deterministisch-additiv oder interaktionistisch.

P10: Na, na, ich muß halt jetzt schauen, daß ich die kriag' und wir werden sie a kriegen, aber weißt Du, es ist halt momentan jetzt des, wo ich dran arbeit' und was lästig ist, weil jetzt ... des hält Dich jetzt auf und des beschäftigt Dich jetzt und des macht Dir jetzt ... eben, und es ist ja nicht nur des, ich meine jetzt nur, des ist jetzt a Beispiel. Du hast aber nebenbei nachher noch ... wir bräuchten noch eine Videoeinheit, wir bräuchten mehr Instrumente, verstehst Du, des ist jetzt des, aber des ist jetzt wieder nimmer im Vordergrund, des wird halt dann wieder sein, ... ach ... – vielleicht in ein paar Wochen wieder, weißt Du, wenn andere Untersuchungen mehr sind. Es verändern sich auch die Untersuchungen, die werden auch wieder mehr ... und dadurch kommst Du halt wieder drauf, daß Du mehr eben solche Sachen brauchst. Das war früher auch nicht so. Und des ist des ... aber gut, Du wächst hinein, man wächst einfach hinein, aber ab und zu nervt's einen halt.

Hier werden abwechselnd internale – z.B.: „I muß halt jetzt schauen, daß i die krieg' und wir werden sie a kriegen", – und externale – z.B.: „Es verändern sich auch die Untersuchungen „, – Determinationen beschrieben, nicht jedoch eine wechselseitige Interaktion. Deshalb die Wertung deterministisch-additiv.

P16: Na, na, find' ich nicht. Weil – gut, ich mein', die Monitore kriegen wir, werden wir wahrscheinlich kriegen, weil es ist erst heut' a Sitzung, aber wir müssen sie kriegen, wenn sie vorgeschrieben sind vom Gesetz her, dann müssen sie sie kaufen, aber einfach immer das Unbefriedigende, wo Du weißt, Du könntest alles viel besser machen, viel besser haben, wenn sie das kaufen täten, wenn wir das Geld hätten, wenn das bewilligt würde. Und dann kommt Dir vor und Du siehst das, gut, des sind hunderttausend Schilling, des sind zweihunderttausend Schilling, das ist viel Geld, aber es ist im gesamten nicht viel Geld und uns tät's unheimlich die Arbeit erleichtern. Und daß sie des nicht tolerieren, gewisse Leut', die da dafür zuständig sind, daß Du die nicht überzeugen kannst, also das tut mich überhaupt nicht befriedigen und ich weiß ganz genau, daß sich des nie ändern wird, die versuchen des nicht und sie werden a keine Zeit haben, ... und ich weiß, daß des immer so sein wird, daß wir um das Mindeste kämpfen müssen und rennen müssen und betteln müssen..."

Hier wird zwar vom „Überzeugen" gesprochen, die beschriebenen Interaktionen sind jedoch wiederum einseitige externale – z.B.: „Aber wir müßen sie kriegen, wenn sie vorgeschrieben sind vom Gesetz her", – oder internale – z.B.: „Und ich weiß, daß des immer so sein wird, daß wir um das Mindeste kämpfen müssen und rennen müssen und betteln müssen..." – Determinationen. Deshalb die Wertung deterministisch-additiv.

In P 29 und P55 desselben Interviews ging es um die Wertungen internal oder deterministisch-additiv.

P29: Ja, beim Einrichten. Da, wie wir da geplant haben. So, wie wir nachher, im Laufe der Zeit ... wie gesagt, ich kann gut mit den Leuten umgehen, ich kann gut organisieren, und ich hab' mit den Leuten keine Probleme g'habt beim Übersiedeln, eben, mit den Bauarbeitern nicht, mit den Ingenieuren nicht, hab' ich nie g'habt. Und da hab' ich mir im Nachhinein 'denkt, wenn ich da mehr auf was gepocht hätt', ich hätt's g'schafft! Aber da hab' ich mir eben 'denkt, na, des ist nicht mei Bereich, des ist ... da bin ich nicht zuständig, i bin a Schwester, da kannst' nix sagen, des steht mir nicht zu, laß' des. Und des hätt' i oft nicht tun sollen, des ... da bin ich oft draufkommen, wo ich mir denkt hab', da hättest mehr herausschlagen können und anders auftreten, aber nur, weil ich eben gemeint hab', ich Fuzzy ... verstehst...

Tatsächlich beschreibt die Schwester, daß sie eben nichts gesagt hat, sie kritisiert ihr Verhalten, und beschreibt das Nichtssagen im Sinne des internal determinierten Handelns. Somit ist die Wertung deterministisch-additiv zu geben.

P55: Mißerfolg? Na eben ... ich seh' das anders, ich seh' das anders, für mich wäre Mißerfolg, wenn ich merk', da lauft hinten und vorn nix, des haut einfach nicht hin mit meiner Arbeit, die andern sind nicht z'frieden, es haut mit nix hin, da ist was hin, da ist ... des und des paßt nicht, des war für mich ein Mißerfolg. Manche Leut' meinen da nix dabei, in dem Haus. Es gibt eben Situationen, also Ambulanzen oder Stationen, wo's meiner Ansicht nach nicht hinhaut. Aber die meinen da nix, für die ist des normal. Verstehst Du mich? Für mich ist Erfolg, wenn ich seh', des haut hin. Die Ambulanz ist gut g'führt, ich werd' g'lobt, da paßt des einfach, des ist für mich Erfolg in dem Haus. Oder ... ja eben, es gibt so viele Situationen, viele viele kleine Situationen, die für mich Erfolg sind.

Die Aussage „Die Ambulanz ist guat g'führt, ich werd' g'lobt, da paßt des einfach, des ist für mi Erfolg in dem Haus“, stellt externale Determinationen neben eine internale. Dies ist der Grund für die Bewertung mit deterministisch-additiv.

7 Auswertung der Interviews und Fragebögen

7.1 Die interaktionistische Form des Kontrollbewußtseins

7.1.1 Ärztinnen und Ärzte

Die folgende Tabelle gibt eine Überblick darüber, wieviele Interviews von Fachärztinnen und -ärzten (FA) mit Habilitation, Fachärztinnen und -ärzten ohne Habilitation, Assistenzärztinnen und -ärzten in Ausbildung und Turnusärztinnen und -ärzten zu welchem Prozentsatz der Sequenzanzahl pro Interview die Wertung interaktionistische Form des Kontrollbewußtseins aufweisen.

% Sequenzen	FA mit Habil	FacharztIn	AssistentIn	Turnusarzt
> 80%	1			
> 70%		3	3	
> 60%	1	1	1	
> 50%	1	1	2	
> 40%	2	6	3	
> 30%	4	3	2	1
> 20%	1	2	4	2
> 10%	2	4	12	1
< 10%			3	
0%	1	6	8	

Unter den 13 Interviews der Fachärzte mit Habilitation wurden bei einem Interview 80% der Sequenzen mit der interaktionistischen Form des Kontrollbewußtseins (IF) bewertet, ein Interview mit mehr als 60%, eines mit mehr als 50%, zwei Interviews mit mehr als 40%, 4 Interviews mit 30%, ein Interview mit 17%, zwei Interviews mit 10% und 1 Interview ohne Wertung der interaktionistischen Form des Kontrollbewußtseins einer Sequenz beschrieben.

D.h., unter den 13 Interviews mit Fachärzten mit Habilitation finden sich 3 Interviews, deren Sequenzen mehrheitlich die Wertung IF erhielten.

Unter den 26 Interviews mit Fächärzten ohne Habilitation wurden bei 3 Interviews über 70% der Sequenzen mit der IF bewertet, 1 Interview mit 60%, eines mit über 50%, 6 Interviews mit 40%, 3 Interviews mit 30%, 2 Interviews mit 20%, 4 Interviews mit mehr als 10% und 6 Interviews blieben ohne Wertung mit der IF.

D.h., unter den 26 Interviews mit Fachärzten ohne Habilitation befinden sich 5 Interviews, deren Sequenzen mehrheitlich die Wertung IF erhielten.

Unter den 38 Interviews mit AssistenzärztInnen in Ausbildung wurden bei 3 Interviews über 70% der Sequenzen mit der IF ausgezeichnet, 1 Interview mit mehr als 60%, 2 Interviews mit 50%, 3 Interviews mit 40%, 2 Interviews mit 30%, 4 Interviews mit 25%, 12 Interviews mit mehr als 10%, 3 Interviews mit weniger als 10% und 8 Interviews blieben ohne Wertung mit der IF.

D.h., unter den 38 Interviews mit AssistenzärztInnen in Ausbildung befinden sich 6 Interviews, deren Sequenzen mehrheitlich mit der Wertung IF belegt wurden.

Unter den 4 Interviews mit Turnusärztinnen wurden bei einem Interview mehr als 30% der Sequenzen mit der IF bewertet, 2 Interviews mit mehr als 20% und 1 Interview mit 15% der Wertung IF beschrieben.

Von den 81 Interviews mit ÄrztInnen sind somit 14 Interviews – das sind 17% –, mit mehrheitlich der interaktionistischen Form des Kontrollbewußtseins zuzuordnen.

7.1.1.1 Beispiele aus den Sequenzen mit interaktionistischem Kontrollbewußtsein

Gespräche mit Patienten, die Arbeit in den Ambulanzen, im Operationssaal und auf den Kranken- und Intensivstationen wurden in den Interviews als Situationen mit wechselseitiger Beeinflussung innerer und äußerer Faktoren beschrieben und in ihrer reziproken kausalen Verknüpfung intrasituativ geschildert.

Das Mitteilen einer Diagnose stellt eine Handlung des Arztes dar, die als reziproke Interaktion geschildert wird. Zunächst versetzt sich der Arzt in die Situation des Patienten und überlegt, wie er die Diagnose mitteilen kann. Dann ist er bemüht, den medizinischen Sachverhalt dem Patienten wirklich verständlich zu machen und er nimmt auf den psychischen Zustand des Patienten Rücksicht. Er beobachtet die Reaktion des Patienten und richtet sein weiteres Verhalten danach, d.h. er handelt nicht nur aktiv sondern auch reaktiv. Das Gelingen oder Mißlingen der Interaktion mit dem Patienten wird multikausal mit der nötigen Ruhe und Zeit für das Gespräch, mit der entsprechenden ungestörten Umgebung und dem eigenen Verhalten in Zusammenhang gebracht. Aktiv bemüht sich der Arzt um diese günstigen äußeren Bedingungen und sieht selbst dazu, daß er durch notwendige Schreibarbeiten, Dokumentationen, Telefonanrufe und Lesen von Unterlagen das Gespräch nicht stört. Reaktiv vergewissert er sich, was der Patient verstanden hat und verstehen kann, aktiv hilft er ihm bei der Verarbeitung der Informationen. Der Arzt ist sich bewußt, daß er nicht nur aufklärendes Subjekt ist, sondern ebenso Objekt von Patientenreaktionen, wenn er z.B. bei manchen Patienten trotz ausführlicher Gespräche, Ruhe, Zeit und Geduld nichts ausrichten kann, kein Verständnis erlangt wird und die Therapievorschläge und Verhaltensregeln vom Patienten nicht eingehalten werden. Er akzeptiert dabei die Weise des Patienten, mit sich umzugehen. Der Arzt läßt sich bewußt von dem Patienten beeinflussen, d.h. er hört dem Patienten zu und läßt ihn ausreden. Möchte der Patient das Vier-Augen-Gespräch erweitern, akzeptiert der Arzt den Wunsch des Patienten nach Miteinbeziehen von Eltern, Verwandten und Angehörigen. Die reziproke Wechselseitigkeit des Austausches mit dem Patienten betrachtet der Arzt nach dem Gespräch. Er frägt sich, ob er vermitteln konnte, was er vermitteln wollte; ob es ihm z.B. gelungen ist, dem Patienten etwas vom Schrecken der Diagnose zu nehmen, ob es ihm gelungen ist, Hoffnung zu vermitteln, die realistisch ist und ob das Gespräch gut verlaufen ist. Wiederum multikausal werden hier das Wissen und Können des Arztes, das Krankheitsbild, die Person des Patienten, dessen äußere Einflüsse in Familie und Arbeitsleben im Zusammenhang begriffen, um aus dieser Situation des Patienten das Beste zu machen. In der Planung von Diagnose und Therapie wird die Organisation miteinbezogen und als Voraussetzung zur Durchführung von Behandlung und Betreuung mitberücksichtigt. Das Untersuchungsprogramm für den Patienten wird sowohl auf Grund seiner klinischen Situation wie in der Abschätzung, was zeitlich im Betriebsablauf machbar und nicht machbar ist und in der Koordination von Terminen mit anderen Institutionen und Abteilungen reflektiert und das eigene Handeln danach abgestimmt.

Die externalen Faktoren der völlig verschiedenen Situationen, die Aufklärungsgespräche darstellen, werden im Zusammenhang des immer unterschiedlichen inneren Gefordertseins ausgeführt. Hat der Arzt z.B. den Verdacht, daß der Patient an einer schweren Krankheit erkrankt ist, erhärten Befunde und Untersuchungen diesen Verdacht und sichern die Diagnose, dann ist der Arzt gefordert, die Ahnungen des Patienten wahrzunehmen, ihn langsam an die Wahrheit heranzuführen, auf die Vorstelllungen, die der Patient von seiner Erkrankung hat Rücksicht zu nehmen und dabei zu beobachten, wie gefaßt oder verzweifelt der Patient die medizinische Sachinformation aufnimmt. Die intrasituative Wechselseitigkeit von objektiver und subjektiver Bedingtheit des eigenen Verhaltens kommt auch in der Beschreibung der eigenen großen psychischen Anforderung zum Ausdruck, die große Spannungen von relativ kranken Patienten hervorrufen. Auch in schwierigen Situationen wird die multikausale Verknüpfung des eigenen ärztlichen Handelns mit diesen äußeren Faktoren geschildert. Die Konfrontation mit schlechten Diagnosen, wie z.B. einer Krebserkrankung bei einem jungen Patienten, wird nicht nur im Zusammenhang der nötigen Zeit für Gespräche und Verarbeitung, ausreichendem Erklären der Befunde, Mitbestimmung über Therapie und Überlegen ihrer Zumutbarkeit für den Patienten geschildert sondern auch im Zusammenhang des Vertrauensverhältnisses, das als inneres in der Organisation von Erreichbarkeit des Arztes für den Patienten – innerhalb und außerhalb der Dienstzeiten – stabilisiert und garantiert wird.

Die ständige Wechselseitigkeit der Beeinflussung durch äußere und innere Faktoren des eigenen chirurgischen Handelns wird z.B. in der Unterscheidung von Behandlung des Patienten als Aufbau einer Beziehung und Hilfe für den Patienten, seine Krankheit und die Operation zu verstehen und der Operation am Körper des Patienten beschrieben.

Das Arbeitsklima im Operationssaal wird z.B. nicht nur vom Operateur ausgehend sondern von allen Beteiligten – d.h. den Operationsschwestern, dem Operationssaaldiener, der Tagesverfassung mit ihren Schwankungen und Stimmungslagen und dann wieder in seinen Auswirkungen auf den Arbeitsverlauf und -erfolg – multikausal und reziprok verknüpft beschrieben. Die Operation wird dabei als Interaktion der an der Operation Beteiligten beschrieben, hat der Arzt z.B. Zweifel, ob es gut ist, was man da gerade tut, wird das angesprochen und beraten.

Die Möglichkeit, im Einzelfall helfen zu können, wird im Zusammenhang des Akutspitals, in dem der Arzt viele Funktionen erfüllen muß und das auch für chronisch kranke Patienten zu sorgen hat, gesehen. Intrasituativ wird eine ganze Kette bedingender äußerer Faktoren beschrieben, die das ärztliche Handeln beeinflussen und mitbestimmen. Die anspruchsvolle medizinische Behandlung, Betreuung und Nachbetreuung von z.B. an Herzfehlern operierten Kindern verlangt, auch wenn sie nicht immer nach Wunsch verläuft, die Einbindung und Koordinierung von Kollegen der unterschiedlichsten Fachrichtungen, Begleitung und Kontakte mit den Eltern, den Einsatz persönlicher Kraft, Energie und Autorität, auch um Lösungen durchzusetzen, wissenschaftliche, apparativ-technische und organisatorische Möglichkeiten müssen aufgebracht werden.

Kopfzerbrechen und Sorgen für Patienten in besonders schwierigen sozialen Umständen, z.B. kulturelle, religiöse und politische Probleme bei ausländischen Patienten, deren Familie und Angehörigen, die Erfahrung der Grenzen der modernen Medizin und ihrer Möglichkeiten, gleichzeitiger Einsatz aller Hilfsmittel, wirtschaftlicher Schwierigkeiten von Behandlungskosten, Einsatz von persönlicher Kompetenz und Koordination gut qualifizierter Kollegen, die mit vereinten Kräften arbeiten und die Situation bewältigen helfen, werden in gegenseitiger Abhängigkeit und im Zusammenspiel von Informationsfluß und Feedback gesehen.

Der Arzt sieht die Bedeutung organisatorischer Notwendigkeiten – Untersuchungstermine, Kontrollen, Arztbriefe, Einholen von Laborbefunden, etc. – im Zusammenspiel mit eigenem Wissen und Bemühen, die das Ganze des diagnostisch-therapeutischen Ablaufes mitbeeinflussen und ermöglichen.

Innere Faktoren, wie z.B. die Einsicht, daß es nichts bringt, cholerisch zu sein oder mit anderen Leuten zuviel zu streiten, werden in den Zusammenhang gestellt, die sich ständig ändernden äußeren Einflüsse, die auf einen – z.B. in der Umstrukturierung des Organisationssystems einer ganzen Klinik – wirken zu erkennen, um die Einflußgrößen, die da sind zu wissen, und sich an die vorgegebenen Faktoren anpassen können, um das eigene Handeln auf sie einzustellen und so damit zurecht kommen zu können. Wenn man den Eindruck hat, zu wenig persönliche Entfaltungsmöglichkeiten zu haben, versucht er, Einschränkungen zurückzudrängen.

Die Intensivstation stellt den Kontext dar, in dem der Arzt als Objekt seiner Umwelt mit lebensbedrohlich erkrankten oder z.B. durch Verkehrsunfälle schwer verletzten Patienten konfrontiert wird. Als Subjekt dieser Umwelt ist er sich dieser Streßsituation bewußt, stabilisiert z.B. nach der Erstversorgung des Patieten dessen lebensbedrohlichen Zustand mit Hilfe intensivmedizinischer Maßnahmen soweit, daß der Patient in einem nicht mehr lebensbedrohlichen Zustand an eine allgemeine Krankenstation transferiert werden kann. Diese gegenseitige Beeinflussung äußerer und innerer Faktoren im eigenen Handeln wird beschrieben und geschildert. Schwerverletzte Patienten bei zahlenmäßig begrenzten Intensivbetten sofort aufnehmen und die Anforderung, die Intensivplätze dann mit Apparaten auszurüsten und für den Patienten aufbereiten zu müssen, das Sammeln von Informationen, den Informationsfluß durchsichtig zu gestalten und die optimale Versorgung des Patienten werden als Bedingungsgefüge des eigenen ärztlichen Handelns beschrieben, das seinerseits in die Bedingtheit durch Verwaltung und Organisation, Vorhandensein und Funktionieren von Apparaten und Geräten – wie z.B. des Computertomographen – und Abhängigkeit von eigenen Kräften, Erfahrungen, Wissen und Können gestellt wird. Diese Triageentscheidungen als Spannungssituationen, unerwartete Ereignisse, wie z.B. plötzlich notwendig gewordene große Operationen, die Tatsache, daß auf der Intensivstation auf engem Raum sehr viele Leute – Schwestern, Pfleger, Ärzte, Sekretärinnen, Physikotherapeuten, Patienten und Angehörige, Putzfrauen, etc. – zusammen sind, und der aufgehobene Tag-Nacht-Rhythmus greifen als äußere Faktoren im Räderwerk des Zusammenspiels einer im Team arbeitenden Gruppe von eigenverantwortlich handelnden Personen in der Kontinuität innerer Faktoren des eigenen Beitrages zur Lösung der Probleme ineinander.

Das Beibehalten der medizinischen Fachkompetenz wird im Zusammenhang von persönlichen Anlagen – wie z.B. Kombinationsgabe, Urteils- und Lernfähigkeit – mit Möglichkeiten zur Fortbildung gesehen. Die Fähigkeit, für einen anderen Verantwortung zu tragen, wird als Sache des persönlichen Charakters im Zusammenhang mit der Ausbildung, dem Erlernen des Handwerkes mit der Forderung und Förderung durch Vorgesetzte und der Unterstützung und korrigierenden Kritik der Kollegen ausgeführt.

7.1.1.2 Kennzeichnung der IF anhand der Reflexivität

Als unmittelbar bewertete Kontrollevaluationen wurden bei den 14 Interviews mit mehrheitlich der interaktionistischen Form des Kontrollbewußtseins nur bei drei Interviews gefunden. Die Wertung unmittelbar bedeutet, daß die Kontrollevalutation spontan und ohne argumentativen Aufwand, raumzeitlich und inhaltlich breit, undifferenziert und allgemein vorgebracht wird. Es werden dabei keine Beispiele gebracht. Ein Interview zeigte bezüglich der Reflexivität der Realitätsangemessenheit bei 10% der Sequenzen die Wertung

„unmittelbar", ein Interview bei weniger als 10%. Bezüglich der Reflexivität der Vorstellungen, die anderen zugeschrieben werden, zeigte ein Interview 10% der Sequenzen die Wertung „unmittelbar".

Mit „distanziert" – d.h. der Interviewpartner bringt zur Veranschaulichung seiner Kontrollevaluation Beispiele aus dem Klinikbereich ein – wurden bezüglich der Reflexivität der Realitätsangemessenheit bei zwei Interviews weniger als 10% der Sequenzen bewertet, bei zwei Interviews mehr als 10%, bei vier Interviews mehr als 20%, bei vier Interviews mehr als 30% und bei einem Interview 50% der Sequenzen.

Bezüglich der Reflexivität von Vorstellungen, die anderen zugeschrieben werden, wurden bei sechs Interviews weniger als 10% der Sequenzen mit der Wertung „distanziert" belegt und zwei Interviews mit 10%.

Die Reflexivität subjektiver Konzepte von Erfolg, Gerechtigkeit und Weltbild findet sich in der Ausprägung „distanziert" in vier Interviews mit weniger als 10% der Sequenzen, in zwei Interviews mit 10% und in einem Interview mit 20% der Sequenzen.

Die Wertung „sehr distanziert" – d.h. Beispiele auch aus dem Gesellschaftsbereich plus Begründung des eigenen Urteils mit kohärenten Argumenten – findet sich bei der Reflexivität der Realitätsangemessenheit in einem Interview mit 60% der Sequenzen, in vier Interviews mit 50%, in zwei Interviews mit 40%, in vier Interviews mit 30%, in einem Interview mit 20% und in zwei Interviews mit 10% der Sequenzen.

Bei der Reflexivität von Vorstellungen, die anderen zugeschrieben werden, findet sich die Wertung „sehr distanziert" in zwei Interviews mit weniger als 10% und in einem Interview mit 10% der Sequenzen.

Die Reflexivität subjektiver Konzepte von Erfolg, Gerechtigkeit und Weltbild findet sich in der Ausprägung „sehr distanziert" bei drei Interviews mit weniger als 10%, bei zwei Interviews mit 10%, bei 8 Interviews mit 20% und bei einem Interview mit 30% der Sequenzen.

Zusammenfassend kann gesagt werden, daß die IF bei den Ärztinnen und Ärzten den sehr hohen Reflexivitätsgrad der Wertung „sehr distanziert" in allen Interviews fast mehrheitlich erreicht. Dabei fallen auf die Reflexivität der Realitätsangemessenheit durchschnittlich 40% der Wertungen, auf die Reflexivität des subjektiven Konzeptes von Erfolg, Gerechtigkeit und Weltbild noch fast 20%, „sehr distanzierte" Wertungen bezüglich Vorstellungen, die anderen zugeschrieben werden, kommen nur mehr in drei Interviews und mit niedrigem Prozentsatz vor.

Die Wertungen „distanziert“ verteilen sich dann in einer Größenordnung von 20% auf die Reflexivität der Realitätsangemessenheit und mit weniger als 10% je auf die Reflexivität der Vorstellungen, die anderen zugeschrieben werden bzw. der subjektiven Konzepte von Erfolg, Gerechtigkeit und Weltbild.

Beispiele für die Wertung „sehr distanziert“ aus den Sequenzen mit interaktionistischem Kontrollbewußtsein. Der Arzt ist sich bewußt, Symptome unter- bzw. überschätzen zu können, diagnostisch und therapeutisch der richtigen wie der falschen Fährte folgen zu können, er ist von Erfolgen wie von Mißerfolgen betroffen, lernt an seinen Erfahrungen und ist bemüht, von erfahreneren Kollegen lernen zu können. Er hat Vertrauen in sein Urteil und schätzt es realistisch ein. Es kann z.B. vorkommen, daß er einmal glaubt, der Patient ist sehr stark und er kann ohne weiters mit ihm eine bestimmte Behandlung machen und er dann hinterher daraufkommt, daß der Patient nicht so stark war, wie er vermutet hatte.

Er ist sich bewußt, daß der Zeitdruck bei der Behandlung einer großen Menge von Patienten eine wichtige Rolle spielt, daß seine Aufmerksamkeit in langen Nacht- und Wochenenddiensten leidet und seine Belastungsfähigkeit begrenzt ist. Nach der Bewältigung einer Situation ist der Arzt mit seiner Arbeit grundsätzlich zufrieden, beurteilt die Arbeitssituation auch kritisch und bringt mit ihr wieder neue Erfahrungen in die tägliche Routine ein. Er hat gelernt, die Routine zu beherrschen, aber unter Druck, kommt er von Vertretern anderer Fachdisziplinen, Politikern oder einflußreichen Personen, oder kommt er von innen, d.h. von Aggressionen oder den Anforderungen, medizinisch richtig zu handeln.

Es werden die gegensätzlichen Interessen von wissenschaftlicher Arbeit und Patientenbetreuung beschrieben und das Bemühen, mit Arbeitsausmaß und -anstrengung allen Patienten gerecht zu werden. Wissenschaftlicher Erfolg und ausreichende Patientenbetreuung werden sorgfältig abgewogen. Er sieht, daß Kollegen zur wissenschaftlichen Arbeit ins Labor gehen und die Routinearbeit auf den Krankenstationen anderen Kollegen überlassen, die dann nur in ihrer Freizeit zur Forschung kommen. Er verlangt nach Regelungen, die für alle gelten und nach Transparenz in den Habilitationsverfahren. Er sieht, daß es Leute gibt, die mit nicht herausragenden Leistungen Gück gehabt und auf der Erfolgsleiter hochgeklettert sind, und andere mit Pech auf der Strecke blieben.

Die Ärztin erlebt, daß sie als Frau einfach mehr arbeiten muß, um als gleich akzeptiert oder anerkannt zu werden und nicht von vornherein von den Kollegen als gleich akzeptiert wird, daß Männer mehr gefördert werden, was die wissenschaftliche Arbeit betrifft, daß man sich als Mann leichter tut, freigestellt zu werden oder ins Ausland zu gehen, und die Aufstiegschancen als Frau sehr gering sind.

Der Arzt unterscheidet bei seiner Hilfeleistung nach dem Schweregrad der Erkrankung. Bei einer Tumorerkrankung z.B. geht es ihm darum, den Patienten mit seiner Krankheit vertraut zu machen, ihm zu sagen, was er hat und daß er sich mit Hilfe des Arztes mit dieser Krankheit und mit dem, was auf ihn zukommt, auseinanderzusetzen lernt und der Arzt wahrnimmt, daß er das dann auch vielleicht tatsächlich kann.

Der Arzt erwartet eine Auseinandersetzung mit dem Patienten, die Bestätigung der Vertrauensebene zum Patienten durch dessen Rückmeldung eröffnet Erleben von Erfolg, auch wenn der Patient stirbt. Es wird auch der andere Erfolg wahrgenommen, sich im Klinikum z.B. durch Konsiliargänge, operative Eingriffe, Behandlungserfolge, wissenschaftliche Auftritte, etc. einen Namen zu machen. Er selbst sieht Erfolg aber auch im Zusammenspiel der Kollegen und Mitarbeiter, die sehr feinfühlig wissen, um welchen Kollegen es sich handelt und ob man sich auf ihn verlassen kann. Der medizinische Heilerfolg wird im Zusammenhang der Spannung von medizinischer Sicherheit und Wissen und Unsicherheit reflektiert.

Erfolg wird dann gesehen, wenn man ein medizinisches Problem richtig erkannt und behandelt hat, wenn man sieht, daß es dem Patienten besser geht, wenn man sieht, daß man im Team und unter den Mitarbeitern ein fachlich gutes Verhältnis und eine gute Atmosphäre geschaffen hat, daß sich die Leute auch wohlfühlen, daß die Mitarbeiter etwas lernen können und man den Kollegen etwas beibringen kann.

7.1.1.3 Die Perspektive des Interviewpartners mit IF

Die persönliche Perspektive kommt in einem Interview in 60% der Sequenzen vor, in drei Interviews in 30%, in einem Interview in 20% und in einem Interview in 10% der Sequenzen.

Die kollektive Perspektive kommt in einem Interview mit weniger als 10% der Sequenzen vor.

Die allgemeinen Perspektive kommt in einem Interview mit 40% der Sequenzen vor, in zwei Interviews mit 10% und in einem Interview mit weniger als 10% der Sequenzen.

Mehrere Perspektiven – d.h. persönliche, kollektive und allgemeine – kommen bei einem Interview in 100% der Sequenzen vor, bei zwei Interviews in 80%, bei zwei Interviews in 70%, bei fünf Interviews in 60%, bei zwei Interviews in 40% und bei zwei Interviews in 20% der Sequenzen.

Daß die Perspektive eines anderen plus mehrere Perspektiven wiedergegeben werden, kommt bei zwei Interviews in 30% der Sequenzen, bei zwei Interviews in 20% und bei vier Interviews in 10% der Sequenzen vor.

D.h., 12 der 14 Interviews geben in bis zu 60% der Sequenzen der Interviews mit IF mehrere Perspektiven – persönliche, kollektive und allgemeine – wieder. Die rein persönliche Perspektive kommt nur in sieben Interviews vor, davon in zweien mehrheitlich. Die Perspektive eines anderen wird in 8 Interviews im Durchschnitt in etwas weniger als 20% der Sequenzen gefunden, in sechs Interviews überhaupt nicht.

7.1.2 Diplomschwestern und -pfleger

Die folgende Tabelle gibt einen Überblick über die Anzahl der Interviews mit Diplomschwestern und -pfleger (DS) und den Prozentsatz an Sequenzen pro Interview, in dem die Wertung interaktionistische Form des Kontrollbewußtseins vorkommt.

DS	1	2	4	3	4	10	16	18	1	22
%	>80	>70	>60	>50	>40	>30	>20	>10	<10	0

Unter den 81 Interviews mit Diplomschwestern und -pflegern wurden bei einem Interview 80% der Sequenzen mit der interaktionistischen Form des Kontrollbewußtseins bewertet, zwei Interviews mit 70%, vier Interviews mit mehr als 60%, drei mit mehr als 50%, vier Interviews mit mehr als 40%, drei Interviews mit 35%, sieben Interviews mit 30%, 16 Interviews mit 20%, 18 Interviews mit 10%, ein Interview mit weniger als 10% und 22 Interviews ohne Wertung der interaktionistischen Form des Kontrollbewußtseins einer Sequenz beschrieben.

D.h., unter den 81 Interviews mit Diplomschwestern bzw. -pflegern finden sich 10 Interviews – das sind 12% –, davon 9 Frauen und ein Mann, deren Sequenzen mehrheitlich die Wertung IF erhielten.

7.1.2.1 Beispiele aus den Sequenzen mit interaktionistischem Kontrollbewußtsein

Der Wunsch, durch eigenes Handeln geringe Wartezeiten für die Patienten in der Organisation des Ambulanzbetriebes zu ermöglichen, wird mit Umsicht und Kenntnis äußerer Faktoren – z.B. in anderen Ambulanzen zur Verfügung stehenden Ärzten und deren spezifische Gefordertheit – in wechselseitiger Beeinflussung dargestellt. Die spezifische Situation der Patienten – weite Anreisen aus entlegenen Tälern, beschränkte Verkehrsverbindungen, das Gebundensein an Bus- bzw. Bahnfahrpläne und Mitfahrgelegenheiten, das Ungeduldig- und Hungrigwerden der lange warten müssenden Kinder, denen in der Klinik kein Spielplatz zur Verfügung steht, das verminderte Wohlbefinden der Patienten – wird nicht nur als unzumutbare Belastung aller Beteiligten empfunden, eigenes Handelnkönnen wird, von diesem Zusammenhang gekennzeichnet, nach Möglichkeit wahrgenommen; d.h., der Patient wird mit jedem Untersuchungsvorgang – von der sensiblen Situation des Entkleidens bis zur Lagerung und Durchführung der Untersuchung – wirklich vertraut gemacht, auf Scham, Scheu und Verkrampftheit wird Rücksicht genommen und versucht, ein eher unangenehmes Ereignis in ein erträgliches zu verwandeln. Die Schwester betrachtet sich so immer als Objekt und Subjekt ihrer Umwelt, menschliche Erfordernisse der Patienten, eigenes Bedürfnis nach menschlichem Gestalten des Ambulanzablaufes und das Bemühen um Kontinuität in der Patientenbetreuung wird in wechselseitiger Bedingung mit z.B. unvorhersehbarem Patientenbesuch und Patientenzahl, Bürokratie-, Computer- und Karteikartenarbeit, Befundsammlung und -ordnung, Saubermachen und Reinigen, vorhandenem oder mangelndem Personal, den Erfordernissen wissenschaftlich arbeitender und deshalb kurz angebundener Ärzte und dem häufigen Wechsel von Ärzten in den Ambulanzen dargestellt, die eigene Arbeit darauf abgestimmt und auch die Anpassung des Arztes an die je spezifische Arbeitssituation – auch gegen Kritik desselben – immer wieder eingefordert.

Die ständige wechselseitige Beeinflussung innerer und äußerer Faktoren im eigenen Handeln zeigen Beispielen aus dem Stationsbetrieb.

Streßsituationen werden als das Zusammentreffen zu vieler Einflüsse wahrgenommen. Die Schwester möchte z.B. mit einem Patienten sprechen, möchte sich auf das Gespräch und den Patienten konzentrieren können, wird aber von schreienden Kindern, dem läutenden Telefon, der Notwendigkeit, noch Befunde durchzugeben unangenehm und gravierend gestört. Eigenes Handeln wird dann im Entgegenwirken dieser Situation mit organisatorischer Ausdauer und persönlichem Bemühen ausgehandelt, dem Druck technischer, sachlicher oder organisatorischer Notwendigkeiten wird versucht, im Wechselspiel eigener Kräfte und Ermüdung dieser Kräfte standzuhalten. Aktives und reaktives Handeln wird in seinem alltäglichen Zusammenhang begriffen, störende äußere Beeinflussung der Arbeit, die an den Patienten oder die Schwester herankommen und Störung des persönlichen Arbeitsstiles werden im Bewußtsein einer gewissen persönlichen Stabilität und im Wechselspiel von guter Tagesverfassung, eigener Gesundheit, aus dem Gleichgewicht kommen und das Gleichgewicht finden, irritiert werden und die Ruhe haben, bewältigt und miteinander verknüpft geschildert. Die eigene Belastbarkeit wird zwischen möglicher Bewältigung der Arbeitsanforderungen und Beginn der Überbelastung gut wahrgenommen und die Arbeitskraft mit der Situation entsprechendem Arbeits- und Zeitaufwand eingesetzt.

Ein besonderes Beispiel der reziproken kausalen Verknüpfung äußerer und innerer Einflüsse kommt immer wieder im Wahrnehmen der Vermittlerrolle zwischen Patienten und Ärzten zum Ausdruck. Offenheit für den Patienten und seine Fragen werden in der unterstützenden und helfenden Zusammenarbeit mit dem Arzt zustande gebracht und geklärt, ohne dabei zu verharmlosen und dem Unangenehmen aus dem Weg zu gehen, ohne „um den Brei herumzureden" oder zu vertrösten. Der Zusammenhang zwischen „der offenen Art, jedes Ding klar beim Namen zu nennen" und dem Verhalten der Patienten, die daraufhin „ihre Scheu in einem gewissen Maß verlieren" und beruhigt sind, wird erkannt und genützt. Schablonenhafte Freundlichkeit wird im Zusammenhang mit gedrängter Arbeit, mit zuviel Patienten und unvorhergesehenen Komplikationen, Hektik und der Notwendigkeit schnell arbeiten und nur das Notwendigste sagen zu können, gesehen.

Hat ein Patient z.B. postoperativ Beschwerden, wird dies wahrgenommen, sich ein eigenes Urteil gebildet und versucht, den zuständigen Arzt zu erreichen, auch wenn dies schwer ist. Dazu wahrgenommen werden Bemerkungen der Angehörigen, die oft von Besorgnis und Unsicherheit geleitet sind und an den Arzt weitergeleitet. Charakteristisch wird der Patient selber angeschaut und darauf bestanden, daß der Arzt trotz Zeitmangels den Patienten ebenfalls sieht und dessen Beschwerden ernst nimmt. In dieser Vermittlung zwischen Patient und Arzt werden auch für das Verständnis des Patienten und die Therapie wichtige anamnestische Hinweise aufgenommen und weitergegeben. Organisation von außerordentlichen Laboruntersuchungen sind oft wichtiger Bestandteil dieser Vermittlungen. Oft wird bei Patienten, die in schwierigen Situationen – z.B. durch plötzlich auftretende heftige Schmerzen – ungehalten, aggressiv und schwierig werden, bestimmt und gezielt vermittelt. Hat der Patient z.B. das Gefühl, „daß nichts gemacht wird", halten seine Schmerzen an und wird seine Aggressivität dadurch nur verstärkt, wird weiter versucht, die medizinischen Notwendigkeiten einzuleiten und die nötigen organisatorischen Abläufe zu organisieren.

Die Vermittlung von Patientenwünschen, -fragen, -sorgen, ängsten und das Fertigwerden mit Patientenproblemen aller Art, das Erklären von Therapien, Untersuchungen und Beantworten von Fragen, die bei den Visiten des Arztes nicht angesprochen werden oder werden können, das häufige Organisieren von Ärzten, die auf der Krankenstation benötigt werden, jedoch nicht zur Verfügung stehen, macht einen großen Teil der eigenen Arbeit im Wechselspiel von Umwelt und Eigenverantwortung aus. Es wird kritisch reflektiert, daß die Ärzte einerseits oft nicht kommen, wenn sie gerufen werden, bzw., daß es oft „ein rechter Kampf" ist, bis sie kommen. Andererseits müssen die Ärzte aber vor den Patienten in Schutz genommen werden. Die Behandlung der Ärzte wird kritisch mit wachem und umsichtigem Auge kontrolliert. Selbstverantwortliches Handeln heißt auch, nicht eigenwillig in bezug auf den Patienten und dessen vorhandener oder fehlender Krankheitseinsicht, der noch nicht erfolgten bzw. erst zu erfolgenden medizinischen Abklärung der Symptome und dem Urteil der Ärzte zu arbeiten. Dies im Wissen, daß eigenes vorschnelles Handeln das Wohl des Patienten negativ beeinflussen kann. Eigene Befugnisse werden wahrgenommen, von Anforderungen darüber hinaus distanziert man sich.

Die Beeinflussung durch äußere Faktoren wie z.B. abschätzige Patientenbemerkungen erschüttern den inneren Faktor des Selbstwertgefühles nicht und bei der Arbeit wird eine „gewisse Ruhe" gewahrt. Dabei wird die eigene Verfassung, Geduldslage und Nervenstärke tagesspezifisch wahrgenommen, „manchmal vertragt man viel und manchmal muß man durchschnaufen". Die Erwartungen an den Berufsstand, daß die Schwestern z.B. „Engel in Weiß" sein müssen, immer nur gut aufgelegt wären, alles vertragen würden und die Ablage für alle Probleme und in jeder Hinsicht seien, werden beobachtet und im eigenen Handeln und Reden kritisch reflektiert. Eigenes Handeln wird im Zusammenhang des ganzen Stationsbetriebes und in der Zusammenarbeit mit den ÄrztInnen und Kolleginnen, dem Stationsklima und -ablauf gesehen. Patientenbezogenheit und Möglichkeit zur Krankenpflege wird angestrebt, auch um den Preis, durch die Vermeidung administrativer und organisatorischer Schreibtischaufgaben nicht zur Stations- oder Oberschwester aufsteigen zu können. Innerbetriebliche Streitereien und Konflikte, die z.B. aus Konkurrenz um die Bettenzahl bei Vertretern verschiedener medizinischer oder chirurgischer Fachgebiete auf einer Abteilung entstehen, werden in ihren negativen Auswirkungen auf den eigenen Arbeitsplatz erkannt und kritisiert, die wichtige Rolle des Managements und der Verwaltung für die Krankenstation dabei eingefordert.

Schwierigkeiten in der Pflege kritischer Patienten, das Einbeziehen von deren Angehörigen und Schwierigkeiten mit Kolleginnen – z.B. durch Bevorzugung von Seiten der Patienten – werden im Team besprochen und versucht, auch mit den Ärzten zu besprechen. Fehler von Kolleginnen werden offen besprochen, der Weg der Entschuldigung gegenüber Kolleginnen, Ärzten und Patienten gesucht, denn „Fehler machen wir alle", falsche bzw. unhöfliche und rauhe Schuldzuweisungen von Seiten der Ärzte und Kolleginnen werden kritisiert und in der Auswirkung auf die Zusammenarbeit und das Betriebsklima reflektiert: „Das kommt nicht in Frage, daß ich wegen einer kleinen Nichtigkeit jemanden anfahre, und dieses Verhalten erwarte ich auch von anderen." Wie die Mitschwestern zur eigenen Kollegin sind oder wie sie sich geben, wie man selber akzeptiert wird und mit denen auskommt, die man lieber hat oder weniger sympathisch findet, wird als Einfluß auf das eigene Verhalten und Handeln, wie man selber ist oder sein kann, dargestellt.

Die medizinisch technische Versorgung von schwerverletzten bzw. -kranken Patienten – das Bereitstellen eines Bettes, die Lagerung des Patienten, der z.B. von der Tragbahre des Hubschraubers auf das Bett gelagert wird, das Monitoring zur intensivmedizinischen Überwachung des Patienten wie z.B. Elektrokardiogramm und Pulsoxymeter, die Blutabnahmen, die Hygieneuntersuchungen, die administrativen Aufgaben der Aufnahme, das Aufnehmen der ersten Therapieanweisungen und Untersuchungen des Arztes – wird in Zusammenarbeit und guter Kommunikation, d.h. frühzeitiger und regelmäßiger Information, funktionierendem Informationsfluß und -austausch und im Beherrschen der Routinetätigkeiten beschrieben. Fehler und Hektik werden als Ungleichgewicht in diesem Zusammenspiel innerer und äußerer Faktoren des eigenen Handelns dargestellt. Die Verfügbarkeit von technischen Geräten und deren Möglichkeiten, das zur Verfügung stehende oder fehlende Personal wird mit eigenem Engagement und Können in Zusammenhang gebracht.

7.1.2.2 Kennzeichnung der IF anhand der Reflexivität

Von den 10 Interviews mit mehrheitlich der interaktionistischen Form des Kontrollbewußtseins wurde bei sieben Interviews die Wertung „unmittelbar" gefunden. Ein Interview zeigte bezüglich der Reflexivität der Realitätsangemessenheit bei 20% der Sequenzen die Wertung „unmittelbar", drei Interviews bei 10% und ein Interview bei weniger als 10%. Bezüglich der Reflexivität der Vorstellungen, die anderen zugeschrieben werden, zeigte ein Interview 10% der Sequenzen die Wertung „unmittelbar" und vier Interviews weniger als 10% der Sequenzen.

Mit „distanziert" – d.h., der Interviewpartner bringt zur Veranschaulichung seiner Kontrollevaluation Beispiele aus dem Klinikbereich ein – wurden bezüglich der Reflexivität der Realitätsangemessenheit bei 2 Interviews weniger als 10% der Sequenzen bewertet, bei drei Interviews mehr als 10%, bei drei Interviews mehr als 20%, und bei einem Interview mehr als 30% der Sequenzen.

Bezüglich der Reflexivität von Vorstellungen, die anderen zugeschrieben werden, wurden bei drei Interviews weniger als 10% der Sequenzen mit der Wertung „distanziert" belegt und ein Interview mit 10%.

Die Reflexivität subjektiver Konzepte von Erfolg, Gerechtigkeit und Weltbild findet sich in der Ausprägung „distanziert" in einem Interview mit weniger als 10% der Sequenzen, in drei Interviews mit 10% und in fünf Interviews mit 20% der Sequenzen.

Die Wertung „sehr distanziert" – d.h. Beispiele auch aus dem Gesellschaftsbereich plus Begründung des eigenen Urteils mit kohärenten Argumenten – findet sich bei der Reflexivität der Realitätsangemessenheit in drei Interviews mit 50%, in einem Interview mit 40%, in zwei Interviews mit 30%, in zwei Interviews mit 20% und in einem Interview mit 10% der Sequenzen.

Bei der Reflexivität von Vorstellungen, die anderen zugeschrieben werden, findet sich die Wertung „sehr distanziert" in einem Interview mit 10% der Sequenzen.

Die Reflexivität subjektiver Konzepte von Erfolg, Gerechtigkeit und Weltbild findet sich in der Ausprägung „sehr distanziert" bei drei Interviews mit weniger als 10%, bei zwei Interviews mit 10% und bei drei Interviews mit 20% der Sequenzen.

Zusammenfassend kann gesagt werden, daß bei den Diplomschwestern und -pflegern mit IF der sehr hohe Reflexivitätsgrad der Wertung „sehr distanziert" in allen Interviews erreicht wird. Allerdings sind von den 10 Interviews nur vier mehrheitlich mit dieser Wertung „sehr distanziert" beurteilt worden. Dabei fallen auf die

Reflexivität der Realitätsangemessenheit durchschnittlich 30% der Wertungen, auf die Reflexivität des subjektiven Konzeptes von Erfolg, Gerechtigkeit und Weltbild 10%, „sehr distanzierte“ Wertungen bezüglich Vorstellungen, die anderen zugeschrieben werden kommen nur mehr in einem Interview, hier allerdings mit 20% vor.

Die Wertungen „distanziert“ verteilen sich dann in einer Größenordnung von 15% bei den 10 Interviews auf die Reflexivität der Realitätsangemessenheit und mit weniger als 10% bei drei und mit 10% bei einem Interview auf die Reflexivität der Vorstellungen, die anderen zugeschrieben werden. Die Reflexivität subjektiver Konzepte von Erfolg, Gerechtigkeit und Weltbild kommt in 9 Interviews mit durchschnittlich 20% der Sequenzen vor.

Beispiele für die Wertung „sehr distanziert“ aus den Sequenzen mit interaktionistischem Kontrollbewußtsein. Die Berufsauffassung wird in großem Maß von dem Versuch geformt, sich selbst als Person in der Arbeit gegenüber Personen, jungen oder alten Menschen und Patienten einzubringen und darzustellen. Medizinisches, theoretisches, erworbenes und Erfahrungswissen, eigene Eigenschaften und Anlagen werden als Voraussetzung eingebracht, zum Patienten hinfinden und in ihm den Menschen erreichen zu können.

Die Identifikation mit der Arbeit wird im Annehmen von Unangenehmem und Ekel genauso wie von Angenehmem und Erfreulichem definiert. Persönliche Probleme mit der Arbeit werden als solche erkannt und von Problemen mit den Patienten auseinandergehalten, sodaß die Arbeit Freude macht und gerne gemacht wird und im Bewußtsein der eigenen Kraft den Menschen geholfen wird. Auf die Situation und das Niveau des hilfesuchenden Menschen stellt man sich ein, versucht ihm in der Art und Weise entgegenzukommen, die er erwartet, seien es Anforderungen an das Zuhörenkönnen oder im Geben von Informationen. Gegenüber überhöhten Anforderungen werden die eigenen Grenzen gezogen. Es wird beurteilt, inwieweit die Hilfe eine hauptsächlich medizinische zu sein hat, bzw. inwieweit auch z.B. ermunternde und beistehende Gespräche als Hilfe für den Patienten wichtig sind.

Der Patient wird im Zusammenhang seines sozialen Umfeldes gesehen und dessen Lage auch gesellschaftskritisch reflektiert. Die Schwester sieht z.B. daß viele junge Frauen mit ihren Neugeborenen, oder gerade als gesund entlassene Frauen alleine zu Hause überfordert sind, weder von der Familie, den Geschwistern oder Eltern Hilfe erwarten können, viel Zeit bräuchten, sich Informationen und Wissen bezüglich der Kinderpflege anzueignen, und eine Betreuung, die sie nicht bekommen, zu erhalten. Oder es werden

Veränderungen im Sozialgefüge der Patienten beobachtet, die durch die Krankheiten ausgelöst werden, wie z.B. die Scheidung einer Frau von ihrem Mann, da er sich und die zwei gesunden Kinder von seiner Frau vernachlässigt glaubt, die sich zu sehr um das kranke dritte Kind kümmere.

Die Arbeit des Arztes wird kritisch beobachtet, seine Zeit für den Patienten zwischen den Extremen langer Gespräche und kurzer Abfertigung, sodaß der Patient nach dem Arztbesuch die Schwester fragt, „was hab ich denn überhaupt?", kontrolliert.

Daß gegenüber den Patienten, die sich z.B. beklagen, wenn eine Operation verschoben werden muß, oft Verantwortung übernommen wird, die eigentlich außerhalb der Einflußmöglichkeiten und Kompetenzen der Schwestern steht, wird kritisch reflektiert, denn es ist zu oft der Fall, daß die Schwester oder der Pfleger „alles" selber austragen muß, was eigentlich die Beziehung von Arzt und Patient betrifft.

Es besteht auch ein bewußtes Reflektieren über die Schwierigkeiten der den Schwestern nachgeordneten Sanitätshilfsdienste, z.B. ständig auf Anweisungen von Schwestern angewiesen zu sein. Die Einbeziehung anderer Berufe, wie z.B. PsychologInnen und SozialarbeiterInnen, wird gewünscht und gesucht. Das eigene Verhalten gegenüber dem Patienten wird dessen Stadium an Aufklärung über seine Diagnose angepaßt. Eigenes „Aufgefressenwerden" von der Auseinandersetzung mit den Problemen der Patienten wird im Zusammenhang mit dem Wissen darum, wann die eigene Grenze zu ziehen ist, verhandelt; auch um den Preis, daß eine gewisse Unzufriedenheit mit der Arbeit bleibt, wenn dann Organisatorisches, Technisches, Ärztliches nicht so gut läuft und das Gespräch mit den Patienten nicht mehr in dem gewünschten Maße geführt werden kann.

Selbständiges Handelnkönnen und Integration in das Arbeitsteam definieren Erfolg. Der meßbare Erfolg, z.B. anhand der erlangten Stellung in der Hierarchie, erreichter wissenschaftlicher Kompetenz und Einfluß an der Klinik, wird dem menschlichen Erfolg, der auf den Sinn des Lebens gerichtet ist, entgegengestellt und die Gefahren, zu menschlich zu sein und dann „draufzuzahlen und draufzugehen", kritisch reflektiert: „Es ist ein System, wo jemand dran zerbrechen kann."

Die Aufgabe der Betreuung und der Überwachung von Schülern auf der Krankenstation wird reflektiert. Die Bewältigung der einzelnen Arbeitssituation wird im Zusammenhang von den zur Verfügung stehenden Geräten und technischen Möglichkeiten ebenso wie von dem zur Verfügung stehenden Personal, dem herrschenden oder fehlenden Streß und der eigenen persönlichen Verfaßtheit beschrieben. Fehler werden im Zusammenhang von Überforderung durch äußere Streßsituationen und Über- bzw. Unterschätzung eigenen Könnens reflektiert und mehr Zeit zum Reflektieren gefordert.

Die Möglichkeit zur Entfaltung der Persönlichkeit wird für die Arbeit selbst gefordert, „daß man mehr Spaß hat an der Arbeit und nicht arbeitet, um vielleicht später einmal Spaß zu haben". Die Änderung der Grundeinstellung gegenüber den Schwestern und Pflegern, daß sie in ihrer Arbeit als Personen respektiert, ihre Kreativität gefördert wird, führt dann – nach Meinung der Schwester – zur Entfaltung des Arbeitswillens, zu einem Selbstwertgefühl und dem Gefühl „wichtig und nicht jederzeit ersetzbar zu sein". Die Bedingungen des Arbeitssystems, das auf Leistungsrichtwerte und Quoten ausgerichtet ist, die die Persönlichkeit nicht mehr ernst nehmen, sondern die einzelne Person zum „Rad" im System verplanen, werden als negative Einschränkungen beurteilt, die damit mit Sicherheit zu weniger Leistung führen.

Merkt die Schwester nach dem Diplom, daß die Ausbildung ihr zwar Wissen aber nicht die nötige Praxis vermittelte, „um eine gute Schwester zu sein", findet sie in der Berufserfahrung der älteren Schwestern Hilfe, Unterstützung und Ermutigung – „schau, wir haben das gleiche durchgemacht. Wir haben das gesehen".

Wenn sich eine Schwester weiterbildet, dann wird sie schnell von den Kolleginnen damit konfrontiert, daß sie nun in der Arbeit ungeduldiger geworden ist, eventuell aufgrund der zusätzlichen Belastung auch frustriert und launischer. Verringerung der Arbeitsstunden und Wechseln in einen anderen Dienst sind dann Reaktionen auf diese Belastung. Auseinandersetzungen mit den Ärzten werden z.B. auch um die Raumverteilung, bzw. Umwidmung von Räumlichkeiten beschrieben und reflektiert. Dabei wird dann „protestiert" und mit Hilfe des Betriebsrates eine Lösung gefunden, damit die Interessen der Schwestern – nach einem Aufenthaltsraum für Gespräche mit den Patienten z.B. – auch durchgesetzt und gewahrt werden.

7.1.2.3 Die Perspektive des Interviewpartners mit IF

Die persönliche Perspektive kommt in drei Interviews in 30% der Sequenzen vor, in drei Interviews in 10% und in einem Interview in weniger als 10% der Sequenzen.

Die allgemeinen Perspektive alleine kommt in zwei Interviews mit 10% der Sequenzen vor.

Mehrere Perspektiven – d.h. persönliche, kollektive und allgemeine – kommen bei drei Interviews in 70% der Sequenzen vor, bei zwei Interviews in 50%, bei drei Interviews in 40%, bei einem Interview in 30% und bei einem Interview in 10% der Sequenzen.

Daß die Perspektive eines anderen plus mehrerer Perspektiven wiedergegeben werden, kommt bei einem Interview in 70% der Sequenzen, bei einem Interview in 60%, bei einem Interview in 50%, bei einem Interview in 40%, bei drei Interviews in 20% und bei zwei Interviews in 10% der Sequenzen vor.

D.h., fünf der 10 Interviews geben mehrheitlich und drei Interviews in über 40% der Sequenzen mehrere Perspektiven – persönliche, kollektive und allgemeine – wieder. Die rein persönliche Perspektive kommt nur in acht Interviews und zu geringem Prozentsatz vor. Die Perspektive eines anderen wird in neun Interviews gefunden, bei dreien davon mehrheitlich.

7.1.3 Sanitätshilfsdienste

Die folgende Tabelle gibt einen Überblick über die Anzahl der Interviews mit Sanitätshilfsdiensten (SHD) und ihrem Prozentsatz an Sequenzen pro Interview mit interaktionistischer Form des Kontrollbewußtseins.

SHD	1	5	3	12	18	8	10	24
%	100	>50	>40	>30	>20	>10	<10	0

Unter den 81 Interviews mit Sanitätshilfsdiensten wurden bei einem Interview 100% der Sequenzen mit der interaktionistischen Form des Kontrollbewußtseins bewertet, fünf mit mehr als 50%, drei Interviews mit mehr als 40%, 12 Interviews mit 30%, 18 Interviews mit 20%, acht Interviews mit 10%, 10 Interviews mit weniger als 10% und 24 Interviews ohne Wertung der interaktionistischen Form des Kontrollbewußtseins einer Sequenz beschrieben.

D.h., unter den 81 Interviews mit Sanitätshilfsdiensten finden sich sechs Interviews – das sind 7,4% –, darunter drei Männer und drei Frauen, deren Sequenzen mehrheitlich die Wertung IF erhielten.

7.1.3.1 Beispiele aus den Sequenzen mit interaktionistischem Kontrollbewußtsein

Die reziproke kausale Verknüpfung innerer und äußerer Einflußfaktoren in Arbeitssituationen wird von den Sanitätshilfsdiensten vor allem anhand von Situationen beim Patiententransport und anhand von Wartungssituationen der verschiedensten Geräte geschildert.

Äußere Faktoren stellen die Aufgabe dar, Patienten von der Krankenstation zu Untersuchungen in Ambulanzen, zu Operationen in die Operationssäle oder in Labors zur Blutabnahme zu begleiten. Dabei wird der Einfluß des langen Weges – oft durch die dunklen Gänge, die die einzelnen Kliniken unterirdisch verbinden –, die Angst der Patienten, sich im Labyrinth der Klinik zu verirren und die Sorge, auch ans richtige Ziel zu kommen, wahrgenommen. Der SHD nimmt auch wahr, daß die Umwelt Krankenhaus für die Patienten und Angehörigen völlig neu ist und sie schon allein dadurch überfordert sind, sich im Klinikbereich zu orientieren. Seine Aufgabe, die Patienten auch rechtzeitig zu den Terminen an die entsprechenden Punkte der Klinik zu bringen, erfüllt der SHD im Zusammenspiel seines Bemühens, soweit es die Zeit erlaubt, die Patienten zu beruhigen, ihnen mit Geduld entgegenzutreten, aber dann auch Eltern, z.B. Mütter von kleinen Kindern und Angehörige „wenn sie recht verzweifelt sind, ein bißchen zu unterstützen". Zeitdruck und Zufriedenheit mit seinen Patientengesprächen werden im Zusammenhang geschildert. Obwohl ihm der Zeitdruck oft nicht soviel Zeit für das Gespräch mit dem Patienten läßt, wie er eigentlich möchte, nimmt er in den Gesprächen oft Lebensumstände und -zusammenhänge, soziale Situationen und berufliche Hintergründe auf, die er wiederum mit den Schwestern und Ärzten austauscht, da er sie als wichtigen Beitrag zur Anamnese des Patienten betrachtet.

Die reziproke kausale Verknüpfung kommt zum Ausdruck, wenn sich der SHD verantwortlich fühlt und vor dem Patiententransport schaut, ob alle notwendigen Unterlagen vorhanden sind, die benötigt werden und manchmal fehlen, weil sie von den Schwestern oder Ärzten bereitzustellen vergessen werden. „Daß alles klappt", hängt vom Zusammenspiel der Organisation äußerer Faktoren mit dem eigenen Handeln ab, das wiederum zum Funktionieren der Planung und pünktlichen Erreichen der Patiententermine seinen Teil beizutragen hat. Ohne dieses Zusammenspiel innerer und äußerer Faktoren würde der Weg zur Untersuchung und zurück nicht nur einmal sondern bedingt durch organisatorische Versäumnisse mehrmals zurückgelegt werden müssen. Dies hätte wiederum einen störenden Einfluß auf den Patienten und stellt auch für sich selbst eine unnötige Zusatzbelastung dar.

Ausgangspunkt und Grundbasis seiner Tätigkeit ist die Information über Diagnose und therapeutische Verordnung für den Patienten, die er nach Möglichkeit vom Arzt selbst oder von einer Schwester zu erhalten sucht. Seinerseits meldet er Beobachtungen zurück und erachtet diese Rücksprache mit dem Arzt auch im Zusammenhang seiner eigenen begrenzten medizinischen Ausbildung und Wissensstandes für wichtig. Die Gleichzeitigkeit der Verknüpfung von äußeren und inneren Faktoren in seinem Handeln kommt dann wieder darin zum Ausdruck, daß er sich bemüht, den Informationsfluß auch in Richtung Patient zu beeinflussen, ihm zu helfen, die Stellen anzulaufen, die zur Klärung seiner Probleme zur Verfügung stehen.

Die Wechselseitigkeit von Gefährdung und Schutz wird durch das Bewußtsein der besonderen Gefährdung der Intimsphäre der Patienten auf dem Weg zu Untersuchungen durch den Klinikbereich, während des Wartens auf Operationen und Untersuchungen erfaßt und versucht, für den Patienten in entsprechend geeigneten Räumlichkeiten einen strukturellen Schutz zu schaffen.

Auch der SHD kann, wenn er vom Patienten um Auskunft über seine Krankheit oder Untersuchungsergebnisse gebeten wird, den Kontakt zum behandelnden Arzt vermitteln. Wechselseitig bedingen sich das Bemühen des SHD im Zeitdruck der Arbeit seine Überzeugung, daß der Patient ein Recht hat zu erfahren, was mit ihm los ist, durchzusetzen, indem er den Schwierigkeiten, einen Arzt für ein Gespräch mit dem Patienten zu bekommen, nicht ausweicht. Wiederum beeinflußt von außen wird er durch die Erfahrung, daß durch diese vermittelten Gespräche das Vertrauensverhältnis zwischen Arzt, Patient und Personal wächst. Er nimmt auch wahr, daß die jeweilige persönliche Verfassung der Schwestern, Ärzte und Patienten den reibungslosen Ablauf und seine eigene Arbeit beeinflussen und möchte den Zusammenhang, daß freundliches Verhalten gegenüber dem Patienten dessen und das eigene Wohlbefinden stark positiv beeinflußt, in der Verbesserung des allgemeinen Arbeitsklimas überhaupt gesichert sehen.

Ist es Aufgabe des SHDs zu sorgen, daß Maschinen funktionieren und Geräte, daß z.B. Bronchoskope und Beatmungsschläuche dampfsterilisiert und desinfiziert werden müssen, wird die Verantwortung wahrgenommen, daß an der Sterilität der Geräte menschliches Leben hängt, daß die Maschine hundertprozentig in Ordnung sein muß und er sich persönlich und für den Patienten darauf verlassen können muß. Reziprok wird das übrige Personal beobachtet und darauf aufmerksam gemacht, daß es die Sterilität nicht beeinträchtigt. Wechselseitigkeit besteht auch z.B. im Frust, wenn er sich selbst an die stengen Regeln der Sterilität hält, diesselben aber von Ärzten und Schwestern weniger sorgfältig beachtet werden. Persönliches Gewissen und Bemühen, das Bestmöglichste an Sauberkeit und Verläßlichkeit in der Sterilisationskette von der Sterilisation selbst bis hin zum Patienten zu erhalten, wird im Zusammenhang von nötigen Korrekturen von Fehlern betrachtet.

Es wird getrachtet, die bestmöglichsten Geräte bestmöglich auszunützen. Dabei wird nicht nur der eigene Arbeitsplatz im Auge behalten, sondern der Umgang mit den Geräten auf der ganzen Station und das Sterilitätsverhalten aller mit beobachtet und darauf reagiert. Gleichzeitig sieht er, daß die Geräte auch optimal zum Einsatz kommen und den entsprechenden Patienten zugeteilt werden.

Eigene Fehler werden erkannt und in Zusammenhang damit gebracht, daß am Beginn eines Dienstes man mehr bemüht ist, mehr zu tun und im Zweifelsfall Geräte ein zweites Mal neu sterilisiert, daß man als Ausgerasteter mehr arbeitet und mehr tut, mehr bei der Sache ist, als wenn man schon sieben Tage gearbeitet hat.

Eigenem Handeln wird im Zusammenhang mit den Wünschen der Ärzte nachgekommen, das Zusammenspiel eigenen Organisierens auch über die eigene Station hinaus mit Hilfe von Geräten anderer Stationen wird beschrieben. Die Bedeutung von Lob für die Arbeit von Vorgesetzten für die eigene Arbeitsmotivation wird erfahren und beschrieben, entsprechende Belohnung für Leistung wird im Zusammenhang für das Halten eines hohen Leistungsniveaus als Voraussetzung erkannt.

Die Wechselseitigkeit von entsprechender Ausbildung und sich Zurechtfinden mit der Arbeit wird aus eigener Erfahrung beschrieben. Am Beginn seiner Arbeit im Krankenhaus war er überfordert und hilflos, da er völlig uninformiert war, welche Aufgaben ihn erwarten und Anforderungen auf ihn zukommen würden, und mit welchem Wissen und praktischen Fertigkeiten er sie bewältigen kann. Er hätte mit der Zeit selbst gelernt, sich Wissen anzueigenen und mit seiner Arbeit zurechtzukommen.

Selbstbewußtsein und „die nötige Umsicht", Einfühlungsvermögen, Gespür, Hausverstand und Rücksprache mit Kollegen und Vorgesetzten sind innere Einflußfaktoren, die als einflußnehmend auf die gute Bewältigung der Anforderungen der Arbeitswelt über die unmittelbare Aufgabe auch für das ganze Team geltend, mitbestimmend sind.

7.1.3.2 Kennzeichnung der IF anhand der Reflexivität

Von den 6 Interviews mit mehrheitlich der interaktionistischen Form des Kontrollbewußtseins wurde bei vier Interviews die Wertung „unmittelbar“ gefunden. Ein Interview zeigte bezüglich der Reflexivität der Realitätsangemessenheit bei 10% der Sequenzen die Wertung „unmittelbar“ und ein Interview bei weniger als 10%. Bezüglich der Reflexivität der Vorstellungen, die anderen zugeschrieben werden, zeigte ein Interview 10% der Sequenzen die Wertung „unmittelbar“ und zwei Interviews weniger als 10% der Sequenzen.

Mit „distanziert“ – d.h., der Interviewpartner bringt zur Veranschaulichung seiner Kontrollevaluation Beispiele aus dem Klinikbereich ein – wurden bezüglich der Reflexivität der Realitätsangemessenheit bei je einem Interview weniger als 10%, 10%, 25%, 30%, 50% und 60% der Sequenzen bewertet.

Bezüglich der Reflexivität von Vorstellungen, die anderen zugeschrieben werden, wurden bei je einem Interview weniger als 10% und 10% der Sequenzen mit der Wertung „distanziert“ belegt.

Die Reflexivität subjektiver Konzepte von Erfolg, Gerechtigkeit und Weltbild findet sich in der Ausprägung „distanziert“ in vier Interviews mit weniger als 10% der Sequenzen und in je einem Interview mit 10% und 20%.

Die Wertung „sehr distanziert“ – d.h. Beispiele auch aus dem Gesellschaftsbereich plus Begründung des eigenen Urteils mit kohärenten Argumenten – findet sich bei der Reflexivität der Realitätsangemessenheit in zwei Interviews mit 50%, in zwei Interviews mit 20% und in zwei Interviews mit weniger als 10% der Sequenzen.

Bei der Reflexivität von Vorstellungen, die anderen zugeschrieben werden, findet sich in den sechs Interviews keine Wertung einer Sequenz.

Die Reflexivität subjektiver Konzepte von Erfolg, Gerechtigkeit und Weltbild findet sich in der Ausprägung „sehr distanziert“ bei einem Interview mit 25% und bei vier Intkerviews mit 10% der Sequenzen.

Zusammenfassend kann gesagt werden, daß die IF bei den Sanitätshilfsdiensten der sehr hohe Reflexivitätsgrad der Wertung „sehr distanziert“ in allen Interviews erreicht wird. Von den 6 Interviews sind drei mehrheitlich mit dieser Wertung beurteilt worden. Dabei fallen auf die Reflexivität der Realitätsangemessenheit durchschnittlich 25% der Wertungen, auf die Reflexivität des subjektiven Konzeptes von Erfolg, Gerechtigkeit und Weltbild 10%, „sehr distanzierte“ Wertungen bezüglich Vorstellungen, die anderen zugeschrieben werden kommen in keinem Interview mehr vor.

Die Wertungen „distanziert“ verteilen sich dann in einer Größenordnung von 30% bei den 6 Interviews auf die Reflexivität der Realitätsangemessenheit und bei je einem Interview mit weniger als 10% und mit 10% auf die Reflexivität der Vorstellungen, die anderen zugeschrieben werden. Die Reflexivität subjektiver Konzepte von Erfolg, Gerechtigkeit und Weltbild kommt in den 6 Interviews mit durchschnittlich 8% der Sequenzen vor.

Beispiele für die Wertung „sehr distanziert" aus den Sequenzen mit interaktionistischem Kontrollbewußtsein. Es wird reflektiert, daß ein konstantes Verhalten gegenüber dem Patienten wichtig ist für die Vertrauensbasis, wobei er sich im klaren ist, daß z.B. private Probleme und innerliche Spannungen zwar verunmöglichen, eine besondere Gesprächsbeziehung zum Patienten auszubauen, daß aber trotzdem eine gute fachliche Pflege, sei es Grundpflege oder eine spezielle gewährleistet werden. Der Einfluß des Arbeitsverhältnisses der Kollegen untereinander auf das Wohlbefinden der Patienten wird reflektiert. Die Wichtigkeit von Erfahrungsaustausch zwischen Kollegen oder Pflegepersonen, die schon jahrelang im Beruf tätig sind und glücklich im Beruf sind als Anhalts- und Orientierungspunkt für jüngere Kollegen, die gerade erst ihre Arbeit beginnen und sich erst zurechtfinden müssen, wird erkannt. Termine mit Patienten oder Patienteneltern, z.B. zur Zahnsanierung zu vereinbaren, jedoch nicht genügend Termine zur Verfügung zu haben, wird im Zusammenhang mit mangelndem Personal gesehen und „daß es fein ist für mich, wenn die Patienten das dann akzeptieren". Viele Telefonate, Terminvergabe und Befundausschicken werden organisiert und die Rückmeldung und Bestätigung in der eigenen Arbeit, wenn die Patienten zufrieden sind, beachtet. Der Zusammenhang von der freundlichen Begrüßung beim Hineingehen in die Klinik und dem Spüren von menschlicher Wärme mit dem Zufriedenheitsgrad der Patienten und des Personals wird gesehen. Die persönliche Ansprache der Patienten gegen die Vernummerung von Personen als persönliches Anliegen wird in der Struktur versucht umzusetzen, „für mich persönlich ist wichtig, daß die Patienten ein bißchen Zukunft haben, daß man ihnen helfen kann, wenigstens ein bißchen" wird gegen die beruflichen Ablenkungen immer wieder bewußt gemacht, Unzufriedenheit reflektiert und „verarbeitet". Organisation zwischen Kliniken wird im Gespräch mit Vorgesetzten und Kollegen geleistet, positive Rückmeldung bestätigt diese Initiativen, viel, offen und ehrlich mit Leuten reden ist dabei die Voraussetzung, positive Rückmeldungen stärken das Engagement zu eigenen Vorschlägen. Sich selbst ein Bild machen können, als Voraussetzung für gutes Arbeiten und die fehlenden Informationen dazu einholen, daß eigene Offenheit die Offenheit des Kollegen fördert und dann das gemeinsame Verständnis der Erfolg ist, wird reflektiert. Lästig sein, um zum Arzt mit seinem Anliegen durchzudringen, zahlt sich aus für den eigenen Erfolg, den des Patienten und auch die Zufriedenheit des Arztes, aber auch, wenn der Arzt nicht darauf reagiert und mit der Hierarchie droht.

Sie verhandeln Arbeitsüberlastung durch drei verschiedene Aufträge gleichzeitig – einen Patienten bringen, einen holen und Blut auf der Blutbank besorgen – mit den drei zuständigen Stationsschwestern, erbitten Lösungsvorschläge und weisen auf die arbeitsorganisatorische Erschwernis hin, daß zwei Wärter im Urlaub sind.

7.1.3.3 Die Perspektive des Interviewpartners mit IF

Die persönliche Perspektive alleine kommt in zwei Interviews in 30% der Sequenzen vor, in einem Interview in 10% und in einem Interview in weniger als 10% der Sequenzen.

Die allgemeine Perspektive alleine kommt in drei Interviews in weniger als 10% der Sequenzen und in einem Interview mit 20% vor.

Mehrere Perspektiven – d.h. persönliche, kollektive und allgemeine – kommen bei zwei Interviews in 80% der Sequenzen vor, bei einem Interview in 70%, bei einem in 60% und bei zwei Interviews in 40% der Sequenzen.

Daß die Perspektive eines anderen plus mehrere Perspektiven wiedergegeben werden, kommt bei einem Interview in 50% der Sequenzen und bei drei Interviews in weniger als 10% der Sequenzen vor.

D.h., vier der sechs Interviews geben mehrheitlich und zwei Interviews in über 40% der Sequenzen mehrere Perspektiven – persönliche, kollektive und allgemeine – wieder. Die rein persönliche Perspektive kommt in vier Interviews mit einem durchschnittlichen Prozentsatz von 20% vor. Die Perspektive eines anderen wird in 4 Interviews gefunden, bei einem davon mehrheitlich.

7.2 Die deterministisch-additive Form des Kontrollbewußtseins

7.2.1 Ärztinnen und Ärzte

Die folgende Tabelle gibt eine Überblick darüber, wieviele Interviews von Fachärztinnen und -ärzten (FA) mit Habilitation, Fachärztinnen und -ärzten ohne Habilitation, Assistenzärztinnen und -ärzten (AA) in Ausbildung und Turnusärztinnen (TA) zu welchem Prozentsatz der Sequenzanzahl pro Interview die Wertung deterministisch-additive Form des Kontrollbewußtseins aufweisen.

% Sequenzen	FA mit Habil	FA	AA	TA
100%	1	2		
> 80%	1	5	4	
> 70%	1	4	7	
> 60%	4	2	5	2
> 50%	1	7	8	2
> 40%	2	2	5	
> 30%	1	2	5	
> 20%	1	2		
> 10%	1	1	2	
< 10%	1			
0%	0	0	0	0

Unter den 13 Interviews der Fachärzte mit Habilitation wurden bei einem Interview 88% der Sequenzen mit der deterministisch-additiven Form des Kontrollbewußtseins (DAF) bewertet, ein Interview mit 75%, vier mit 60%, ein Interview mit 50%, zwei Interviews mit 45%, ein Interview mit 30%, ein Interview mit 20%, ein Interview mit 17% und ein Interview mit weniger als 10% der DAF.

D.h., unter den 13 Interviews mit Fachärzten mit Habilitation finden sich sieben Interviews, deren Sequenzen mehrheitlich die Wertung DAF erhielten.

Unter den 26 Interviews mit Fächärzten ohne Habilitation wurden bei einem Interview 100% der Sequenzen mit der DAF bewertet, zwei Interviews mit 88%, drei mit 80%, drei mit 75%, eines mit 70%, zwei mit 60%, sieben mit 50%, zwei Interviews mit 40%, drei Interviews mit 30%, zwei Interviews mit 20% und ein Interview mit 10% Wertungen mit der DAF.

D.h., unter den 26 Interviews mit Fachärzten ohne Habilitation befinden sich 19 Interviews, deren Sequenzen mehrheitlich die Wertung DAF erhielten.

Unter den 38 Interviews mit Assistenzärzten in Ausbildung wurden bei zwei Interviews 100% der Sequenzen mit der DAF ausgezeichnet, ein Interview mit 89%, drei Interviews mit 80%, sieben Interviews mit 70%, fünf Interviews mit 60%, acht Interviews mit 50%, fünf Interviews mit 40%, fünf Interviews mit 30% und zwei Interviews mit 10% Wertungen der DAF.

D.h., unter den 38 Interviews mit Assistenzärzten in Ausbildung befinden sich 26 Interviews, deren Sequenzen mehrheitlich mit der Wertung DAF belegt wurden.

Unter den 4 Interviews mit TurnusärztInnen wurden bei zwei Interviews 60% der Sequenzen mit der DAF bewertet und bei zwei Interviews 50% der Wertungen mit der DAF gekennzeichnet.

Von den 81 Interviews mit Ärztinnen und Ärzten sind somit 56 Interviews – das sind 69% –, mehrheitlich der deterministisch-additiven Form des Kontrollbewußtseins zuzuordnen.

7.2.1.1 Beispiele aus den Sequenzen mit deterministisch-additivem Kontrollbewußtsein

Der Arzt mit DAF beschreibt sich bei einem guten Teil seiner Arbeit als Subjekt seiner Handlungen, dessen Fähigkeiten und Motive sein Kümmern und Helfen ursächlich bestimmen. Er hilft den Patienten und Angehörigen, und sorgt sich, was aus seinen Patienten wird. Diese einseitige Grundvorstellung des die Umwelt determinierenden Arztes wird ohne Wechselseitigkeit von eigenem Handeln und äußeren Einflußfaktoren beschrieben. Es ist der Arzt, der den Arbeitsablauf bestimmt, den Patienten „aufnimmt" und die Krankenstation „leitet". Behandlungsart und -methode wird nach bestem Wissen und größter Erfahrung zum Besten des Patienten entsprechend technischen Möglichkeiten und eigenem Können „durchgeführt". Informationen über den Patienten werden aus der Ambulanzkarte, dem Gedächtnis, schriftlichen Aufzeichnungen „abgerufen", das Bild vom Patienten wird anhand dieser Informationen zusammengestellt. Die Beziehungen zum Pflegepersonal dienen der präzisen und schnellen Information und Auskunft über Befunde und Patienten. Zu dieser Informationssammlung tragen Schwestern und Organisation bei, es ist jedoch die Person des Arztes, die das Krankheitsbild zeichnet und für das weitere Handeln Anweisungen gibt.

Ambulante Patienten werden „gesehen", Untersuchungsergebnisse werden „befundet". Der Arzt ist im Labor tätig, er schreibt die Arztbriefe und gibt den Sekretärinnen Anweisungen, trägt die Verantwortung für alle nachgeordneten Kollegen, das Personal und die Patienten. Schlechte Diagnosen und schwierige Entscheidungen werden den Patienten „beigebracht". Was man einem Patienten „zumuten" kann, was man ihm sagen will, daß man ihn einerseits weitgehend über seine Situation aufklären auf der anderen Seite ihm aber die Hoffnung nicht nehmen will, führt zu der Vorstellung, ihm mit verschiedenen „therapeutischen Möglichkeiten" die „konkrete Hoffnung" geben zu müssen, „daß man ihn wieder gesund macht". Die Motivation des Patienten zu einer unangenehmen Therapie gelingt, oder gelingt eben nicht. Ob man dem Patienten diese „unangenehme Therapie wirklich antun soll", ob „sie ihm sein Leben wirklich irgendwo erleichtert", macht der Arzt anhand von Studien, Büchern und gemachten Erfahrungen mit sich selbst aus.

Bei Therapie und Behandlung „gibt es organisatorische Schienen", die „ablaufen". Die äußeren Determinationen hierzu bestehen aus Richtlinien. Diese sind vom Haus und der Lehrmeinung vorgegeben. Der Arzt schildert sich als Objekt und Empfänger von Weisungen, die er situationsunabhängig zu befolgen hat.

Unvermittelt steht dann wiederum die internale Grundvorstellung daneben, daß die Situation selbständig „gemeistert" wird und er die Krankheit „in den Griff" bekommt. Diagnosestellung und Therapie geschieht entsprechend gewisser Kriterienrichtlinien, daneben steht der Arzt, der den Therapieverlauf überwacht und die Verantwortung für den Heilungsprozeß trägt.

Auch das Verhältnis zum Patienten wird nicht als welchselseitig sich bedingende Interaktion geschildert, sondern kommt aus dem determinativen Selbstverständnis des Arztes als Autorität, der Patientenwünschen oder den Angehörigen entgegenkommt, aber prinzipiell unabhängig von Patient und Angehörigen entscheidet, was für den Patienten gut ist. Der Arzt äußert schon Gefühle, auch gegenüber dem Patienten, seine Urteilsfindung muß jedoch „völlig abstrahiert" sein, die „Ratiofindung" muß ohne Gefühle laufen. Der Arzt löst die Probleme der Patienten, bzw. stößt auf die äußere Determination, daß er ein schweres Problem des Patienten, z.B. die soziale Betreuung und Pflege einer alleinstehenden geriatrischen Patientin, die vor der Entlassung steht, nicht lösen kann. Er fühlt sich in dieser unbefriedigenden Situation, z.B. immer wieder keinen Heimplatz zur Verfügung zu haben, und die Patientin auch in Bezirkskrankenhäusern nicht unterbringen zu können, ohnmächtig und reflektiert, daß er seiner persönlichen Überzeugung nach seine Arbeit nicht gut ausführen kann.

Diese Situation wird als schwierige reflektiert, die eigene Belastung dabei nicht als wesentlich empfunden. Steht dieser sich als handelndes Subjekt begreifende Arzt dem unheilbar kranken Patienten gegenüber und erfährt er seine Hilflosigkeit, dann beschreibt er sein weiteres Vorgehen nicht in einer wechselseitigen Bedingtheit von inneren und äußeren Faktoren sondern stellt dem Subjektsein das hilflose Objektsein unverbunden gegenüber. Die Situation des schwer- oder unheilbar kranken Patienten wird dann als nicht änderbar beurteilt und ob des Verlustes an Handlungsmöglichkeit enttäuscht hingenommen. Selbständige Entscheidungsfähigkeit wird in der Determination der eigenen medizinischen Forschung gefunden. Aufbauarbeit in der Forschung, Schreiben von Arbeiten zur Veröffentlichung, wissenschaftliche Kontakte und internationale Bekanntheit determinieren die eigene Unentbehrlichkeit für die Klinik und ihr System.

Der Patient bekommt etwas, eine bestimmte Behandlung z.B., man versucht gegen alle möglichen Krankheiten irgend etwas zu finden, Pharmaindustrie und Forschung auf der Klinik helfen mit vielen Medikamenten. Behandlungsmethoden können aufwendig sein oder weniger aufwendig und Personal und Zeit sind vorhanden oder nicht vorhanden. Einerseits wird die Arbeit als von der eigenen Person her bestimmt, Schnelligkeit ist eine wichtige eigene Fähigkeit, das ganze Labor wird selber aufgebaut und organisiert, Laborparameter werden untersucht, Studien werden gemacht, theoretische Arbeiten können verschoben, praktische Arbeiten müssen erledigt werden. Andererseits wird das System als hierarchisches prinzipiell akzeptiert und als in Ordnung befunden. Es kennt zwar Rückmeldungen und Kontrollmechanismen, ist aber prinzipiell an die Entscheidungskompetenz des verantwortlichen Arztes gebunden und an ihr aufgebaut. Autoritätsprobleme werden durch Versachlichung der medizinischen Versorgung auf der Krankenstation nicht erlebt. Die Arbeit ebenso wie das Ausbildungssystem sind vorgegeben, eigenes Handeln ist abhängig davon, „was wir überhaupt und unter einer gewissen Kontrolle machen dürfen“, das Machbare wird von den Oberärzten vorgegeben, eigene Ideen werden nicht vorgebracht, auch wenn es sich entsprechend eigener Überzeugung um bessere Behandlungsmöglichkeiten und -methoden handelt. Ist man zu Beginn der ärztlichen Tätigkeit Handlungsanweisungen empfangendes Objekt, erfolgt dann nach einiger Zeit der Wechsel zum selbstbestimmenden Subjekt, „wo man dann Entscheidungen trifft“ und nicht mehr „irgendwo im System eine graue Maus ist“. Eigenes Fort- und Weiterkommen geschieht nicht mit Hilfe von Gefördert- bzw. Gefordertwerden in der Forschungsarbeit. Die Wechselseitigkeit der Möglichkeit, in der Begegnung mit Kollegen und Vorgesetzten eigene Erfahrungen einzubringen und von der Erfahrung der anderen zu profitieren wird als sehr unwahrscheinlich angesehen, die Diskussion als unrealistische Auseinandersetzungsform in nur wenigen Fällen gesucht.

Der Weg zum Erfolg ist der Weg in eine bestimmte Stellung in der Hierarchie und geht nicht über „Supervision, in der man dahinrumpelt“, oder über viele Gespräche, „in denen man sich bloß verliert“, sondern über internale Einflußfaktoren wie Leistung, eigene Anstrengung und Kraft. Diese führen zu einer gewissen Position, z.B. zu einer Dauerstelle und nicht mehr einer Stelle, die jährlich verlängert werden muß. In dieser Position sind die äußeren Einflüsse nicht mehr so stark.

Das „System“ – gemeint ist die Klinik aber auch die Familie, der Staat oder „egal, wo man ist“ – ist unpersönlich, „kann nie etwas dafür“, man hat eher selber schlecht geplant oder etwas schlecht ausgeführt. Daneben steht wieder die Vorstellung, daß externale Faktoren als für die eigene Arbeit bestimmend angesehen werden. Man ist von der Klinik abhängig, muß machen, was die Klinik will und nicht das, was man selber gerne will, und muß sich den Dingen anpassen. Will man in einem System arbeiten, dann muß man sich den entsprechenden Regeln anpassen und wenn es einem nicht gefällt, sollte man sich selber ändern oder das System verlassen.

Organisation und Verwaltung werden als deterministische Einflüsse von außen gesehen, auf die er selber keinen oder nur minimalen Einfluß hat. Kann man ein Problem z.B. nicht lösen, dann einfach deshalb, weil man die Mittel dazu nicht hat. Bekommt man die Mittel von der Verwaltung nicht, dann wird sie als „autonomer Körper“ gesehen, „der sich Dinge zumutet, die er nicht versteht und die er nicht kann“, und der das miteinander Sprechen verunmöglicht.

7.2.1.2 Kennzeichnung der DAF anhand der Reflexivität

Als „unmittelbar“ bewertete Kontrollevaluationen wurden in den 56 Interviews mit mehrheitlich der deterministisch-additiven Form des Kontrollbewußtseins bei 28 Interviews gefunden. Bezüglich der Reflexivität der Realitätsangemessenheit kommt die Wertung „unmittelbar“ in 24 Interviews und zu einem Durchschnitt von 10% vor. Bezüglich der Reflexivität der Vorstellungen, die anderen zugeschrieben werden, zeigen ein Interview 10% der Sequenzen und acht Interviews weniger als 10% die Wertung „unmittelbar“. Bezüglich der Revlexivität subjektiver Konzepte von Erfolg, Gerechtigkeit und Weltbild zeigen sechs Interviews weniger 10% und vier Interviews 10% der Sequenzen mit der Wertung „unmittelbar“.

Mit „distanziert“ – d.h. der Interviewpartner bringt zur Veranschaulichung seiner Kontrollevaluation Beispiele aus dem Klinikbereich ein – bewertete Sequenzen wurden in allen 56 mehrheitlich deterministisch-additiven Formen gefunden. Bezüglich der Reflexivität der Realitätsangemessenheit bei sieben Interviews mit mehr als 50% der Sequenzen, bei 48 Interviews mit durchschnittlich 27%.

Bezüglich der Reflexivität von Vorstellungen, die anderen zugeschrieben werden, wurden bei 24 Interviews durchschnittlich 7% der Sequenzen mit der Wertung „distanziert" belegt.

Die Reflexivität subjektiver Konzepte von Erfolg, Gerechtigkeit und Weltbild findet sich in der Ausprägung „distanziert" in 40 Interviews, davon in einem mit 40% und durchschnittlich mit 14%.

Die Wertung „sehr distanziert" – d.h. Beispiele auch aus dem Gesellschaftsbereich plus Begründung des eigenen Urteils mit kohärenten Argumenten – findet sich in 54 Interviews. Bei der Reflexivität der Realitätsangemessenheit in vier Interviews mehrheitlich und in 46 Interviews mit durchschnittlich 22%.

Bei der Reflexivität von Vorstellungen, die anderen zugeschrieben werden, findet sich die Wertung „sehr distanziert" in 14 Interviews und zwar mit durchschnittlich 10%.

Die Reflexivität subjektiver Konzepte von Erfolg, Gerechtigkeit und Weltbild findet sich in der Ausprägung „sehr distanziert" bei 46 Interviews. Davon in zwei mit 40% und im Durchschnitt mit 16%.

7.2.1.3 Die Perspektive des Interviewpartners mit DAF

In den 56 Interviews kommt die persönliche Perspektive alleine mehrheitlich in zwei Interviews vor, in zwei Interviews in 40% und durchschnittlich in 18% der Sequenzen.

Die kollektive Perspektive alleine kommt in zwei Interviews mit weniger als 10% der Sequenzen vor.

Die allgemeinen Perspektive alleine kommt in 28 Interviews in durchschnittlich 14% der Sequenzen vor.

Mehrere Perspektiven – d.h. persönliche, kollektive und allgemeine – kommen bei 54 Interviews vor, dabei bei drei in 100% der Sequenzen, bei zehn Interviews in 90% und durchschnittlich in 68% der Sequenzen.

Daß die Perspektive eines anderen plus mehrere Perspektiven wiedergegeben werden, kommt bei vier Interviews in 20% der Sequenzen, bei 12 Interviews in 10% und bei sieben Interviews in weniger als 10% der Sequenzen, d.h. bei den 23 Interviews durchschnittlich in 10% der Sequenzen vor.

7.2.2 Diplomschwestern und Diplompfleger

Die folgende Tabelle zeigt die Verteilung der Interviews mit Diplomschwestern und -pflegern (DS) auf den Prozentsatz der Sequenzen pro Interview, der mit deterministisch-additiver Form des Kontrollbewußtseins bewertet wurde.

DS	2	7	16	16	14	11	1	7	3	3	0	1
%	100	>90	>80	>70	>60	>50	>40	>30	>20	>10	<10	0

Unter den 81 Interviews mit Diplomschwestern- und -pflegern wurden bei zwei Interviews 100% der Sequenzen mit der deterministisch-additiven Form des Kontrollbewußtseins (DAF) bewertet, sieben Interviews mit 90%, 16 mit 80%, 16 Interviews mit 70%, 14 Interviews mit 60%, 11 Interviews mit 50%, ein Interview mit 40%, sieben Interviews mit 30%, drei Interviews mit 20%, drei Interviews mit 10% der Sequenzen und ein Interview blieb ohne Bewertung einer Sequenz mit der DAF.

D.h., unter den 81 Interviews mit Diplomschwestern bzw. -pflegern finden sich 66 Interviews, deren Sequenzen mehrheitlich die Wertung DAF erhielten.

7.2.2.1 Beispiele aus den Sequenzen mit deterministisch-additivem Kontrollbewußtsein

Die Ärzte und deren Verhalten als mächtige Personen und Einflußfaktoren werden als bestimmende Größen im eigenen Arbeitsleben beschrieben, die Wirklichkeit derart als von außen determiniert vorgestellt. Dementsprechend wird das Verhältnis zu den Ärzten als nicht gut beschrieben und die Belastung gespürt. Die Determinationen werden beschrieben: Die Schwestern sind für sehr viel zuständig, können ihrerseits aber nirgends „abladen". Sie müssen viel „einstecken", sind von Verwaltung, Ärzten und Arbeitskollegen in viel Verantwortung genommen, stehen unter dem Druck, auch alles Aufgetragene sorgfältig auszuführen.

Dabei handelt es sich um viele ärztliche Tätigkeiten, die die Schwestern eigentlich gar nichts angehen, mit der Pflege der Patienten wenig zu tun haben und die sie eigentlich auch nicht gelernt haben, wie z.B. das Einholen der Befunde, Organisieren von Konsiliarärzten, der „Kampf um genügend Betten", die Sorge und das Bemühen, daß geplante Operationen auch durchgeführt werden, und das Organisieren der Entlassungen in der Visite. Dazu kommt viel Organisationsarbeit, z.B. in einem Warteraum, der voll von Patienten ist, Ambulanztermine zu organisieren und die Ambulanz „zu führen“, das Organisieren von Übersiedlungen und Bauarbeiten, Medikamente nachzubestellen, neue Geräte anzuschaffen, Kostenvoranschläge einzuholen und die Grundausstattung mit Maschinen, Überwachungsmonitoren, Videoeinheiten und Instrumenten funktionsfähig zu halten und zu verbessern. Die Schwester beschreibt sich als das Gedächtnis für die Ärzte, die sie erinnern muß, die Injektionen zu verabreichen, Verbände anzulegen und zu wechseln und Telefonate zu führen. Ist die Station voll, und sind sogar schon Überbetten aufgestellt, sodaß die Schwestern es pflegerisch kaum mehr schaffen, erhalten sie von den Ärzten wenig Verständnis für ihre Schwierigkeiten. Geht etwas schief oder wird vergessen zu erledigen, bekommt die Schwester Vorwürfe und nicht Verständnis für ihre Überlastung, ihr wird nichts verziehen. Sie fühlt sich sehr ausgenützt, und von den Angehörigen für die Situation, für die sie nichts kann, verantwortlich gemacht, als „Müllkübel für den Patient und als Müllkübel für die Angehörigen“.

In typischer Weise für die deterministisch externale Form des Kontrollbewußtseins wird das eigene reaktive Verhalten dann in erster Linie auf den externalen Faktor Streß zurückgeführt, der einem dann keinen anderen Kommentar über Patient und Angehörige zuläßt, als „die sind aber ungut und unsympathisch“. Aggressionen wie „na, jetzt reicht's“ sind die Folge und nach der Arbeit das schlechte Gewissen.

Änderung der Arbeitseinteilung und Besprechungen mit Kolleginnen führen zu keiner Änderung dieser Situation, die Zusammenarbeit mit und Rücksichtnahme auf andere Stationen, etwa bei der Pflege vieler alter Patienten, ist auch nicht möglich. Ist Bettenmangel auf der Station und könnte ein Patient entlassen werden, kann aber nicht gehen, da er z.B. alleine lebt und zu Hause keine entsprechende Versorgung erhält, ist die Schwester für den Patienten „die Böse“ und erhält auch vom Arzt keine Hilfe, der dazu neigt, den Patienten eben aus sozialen Gründen dann auf der Station zu behalten, da er daheim alleine ist.

Die Schwester stellt das Subjektsein ihrer inneren Vorstellungen unvermittelt neben die äußere Umwelt, die sie zum Objekt macht. Die Schwester findet keinen Weg, ihr Ideal der Zusammenarbeit in diesen Situationen zu leben und erfährt, daß sie alleine arbeitet und „jeder nur seine Arbeit macht, aber nicht gemeinsam geplant wird“. „Ein jeder schaut nur auf sich selber“, wird über die Ärzte gesagt, „aber was da alles rundherum dazukommt, das denkt überhaupt keiner und die Schwestern sollen schauen, daß sie alles unterkriegen“.

Operationen werden von den Ärzten unabhängig davon geplant, ob den Patienten auch genügend Betten zur Verfügung stehen. Neben dieser externalen Determination steht die internale, daß die Schwester kritisiert, daß sie, wenn sehr viele Patienten zu versorgen sind, „nur das Wichtigste" tun kann und „auf den einzelnen Patienten selber überhaupt nicht mehr eingehen kann".

Verschiedene Ansichten bezüglich Patientenstand und Patientenauslastung der Krankenstation in Prozent und Patientenauslastung in bezug auf die erforderliche pflegerische Arbeit an wenigen aber sehr schwer kranken Patienten können mit dem Chef und der Verwaltung nicht ausdiskutiert werden. Zwischen dem Bedürfnis des Patienten nach einfacherer Verwaltung, dem Wunsch z.B., sich mit Hilfe des Computers auf der Krankenstation selbst schon vom Krankenhaus abmelden zu können und nicht eigens dafür in die Verwaltung gehen zu müssen, was für viele Patienten zu beschwerlich ist, und den entsprechenden Verwaltungsrichtlinien ist die Schwester bewegungslos und ohne Spielraum. Wird „von oben angeschafft, etwas so und so zu machen", das „im Grunde genommen mit der Praxis aber nicht vereinbar ist", wird das zwar unter den Kolleginnen besprochen – eventuell mit viel Aggression und Protest –, aber schließlich hingenommen. Es resultiert das Urteil, „sich als Schwester eigentlich immer alles gefallen lassen zu müssen".

Fremdbestimmungen und Eigenleistungen stehen nebeneinander, ohne miteinander in Zusammenhang gesetzt zu werden. So wird etwa folgende Arbeitsbeschreibung gegeben: „Dienstübergaben", „betten gehen", „Beschwerden von Patienten hören", „Visite gehen", „Mittagessen austeilen", „nach Hause gehen".

Übersieht eine Schwester eine Kleinigkeit, wird das vom Arzt bei der Visite sehr übertrieben kritisiert und verallgemeinert. Die Schwester wird „geschimpft" und als böses Kind behandelt und mit Kritik bestraft, sie wird von den Ärzten nicht als selbstverantwortliche Mitarbeiterin, die – „wie jeder Mensch" – auch Fehler machen darf sondern als untergebene und zu gehorchen habende Befehlsempfängerin behandelt, die „nicht reagieren kann und praktisch nichts sagen darf". Redet der Arzt bei der Visite z.B. kaum mit den Patienten, bzw. übergeht er die Patienten einfach, indem er nur in die Krankenkurve schaut, bzw. an ihr irgendetwas auszusetzen hat, weil ein Datum falsch geschrieben wurde – und für die Patienten ist die Visite das Wichtigste des ganzen Tages –, beobachtet die Schwester, daß diese Situation für den Patienten sehr unbefriedigend ist, da er im Ungewissen zurückgelassen wird, und ist sie dann selber unzufrieden, dann kann sie dem visiteführenden Oberarzt gegenüber dies nicht äußern, versuchen zu verbessern oder irgendetwas richtigstellen, weil dieser dies nicht zur Kenntnis nimmt, sondern muß nach der Visite mit den Turnus- und Assistenzärzten erneut zu den Patienten gehen, um mit ihnen zu sprechen. Ruhigeres, entspannteres und gelockertes Stationsklima ist nur möglich, wenn der Oberarzt nicht da ist, Belastungen werden nicht abgebaut sondern vermieden, indem man ihm aus dem Weg zu gehen sucht.

Je komplizierter die medizinisch-pflegerische Betreuung des Patienten – z.B. in der postoperativen Intensivnachsorge – ist, desto weniger kann die Schwester persönlich reagieren, die Arbeit besteht dann aus einer Reihe internaler und externaler Determinationen. Der Patient wird dann zum Atmen gebracht, er stabilisiert sich, es geht ihm schlecht, er „muß der Intensivpflege übergeben" werden, und diese Situation wird als unbefriedigend erlebt. Es ist dann der Arzt der das Verhalten vorgibt und die Technik, die Monitore, Infusionen, Maschinen und deren „Schläuche", an die „der Patient angehängt und überwacht" wird, bestimmen das Reagieren, die Dokumentation der Befunde, Monitorwerte, Behandlungen, der Flüssigkeitsein- und -ausfuhr und Untersuchungen bestimmen den Arbeitsablauf.

Die Entfremdung der eigenen Persönlichkeit hin zum Objekt wird beschrieben: „Man wird selber ein immer unwichtigerer Faktor, je weniger intensiv man sich mit dem Patienten selber beschäftigen kann und je weniger man mit dem Patienten und seinen Angehörigen zu tun hat." Kritik zu üben ist auch schwierig den KollegInnen gegenüber. Dies besonders, „wenn sie alteingesessen sind" oder das Team aus sehr unterschiedlichen Charakteren besteht. Persönliche Meinungen werden „unterdrückt", das geforderte Verhalten wird so beschrieben, daß „man möglichst viel arbeiten aber ja nicht zuviel verändern, „man sich unterwerfen soll". Kritik wird nicht vertragen. Dienstbesprechungen, die nur einmal im Jahr vorkommen, fördern das Gespräch untereinander nicht und auch mit den Untergebenen SHDs wird die Arbeit nicht durchbesprochen. Daß keine Zeit und Institutionen zu Besprechungen vorhanden sind, liegt monokausal am unabänderlichen Personalnotstand.

7.2.2.2 Kennzeichnung der DAF anhand der Reflexivität

Als „unmittelbar" bewertete Kontrollevaluationen wurden bei den 66 Interviews mit mehrheitlich der deterministisch-additiven Form des Kontrollbewußtseins in 44 Interviews gefunden. Ein Interview zeigte bezüglich der Reflexivität der Realitätsangemessenheit in

30% der Sequenzen die Wertung „unmittelbar", die durchschnittliche Prozentzahl dieser Wertung bei den entsprechenden 39 Interviews beträgt 9%.

Bezüglich der Reflexivität der Vorstellungen, die anderen zugeschrieben werden, zeigen die 17 entsprechenden Interviews einen Prozentdurchschnitt von 6%.

Bezüglich der Reflexivität der subjektiven Konzepte von Erfolg, Gerechtigkeit und Weltbild zeigen die 13 Interviews einen durchschnittlichen Prozentsatz von 9% der Wertungen „unmittelbar".

Mit „distanziert" – d.h. der Interviewpartner bringt zur Veranschaulichung seiner Kontrollevaluation Beispiele aus dem Klinikbereich ein – wurden bei den 66 Interviews Sequenzen in allen Interviews gefunden. Bezüglich der Reflexivität der Realitätsangemessenheit bei 14 Interviews mit mehr als 50% der Sequenzen, bei 24 Interviews mit mehr als 40%. Der Durchschnitt beträgt 36%.

Bezüglich der Reflexivität von Vorstellungen, die anderen zugeschrieben werden, wurde bei den 32 Interviews ein Durchschnittsprozentsatz von 6% erreicht.

Die Reflexivität subjektiver Konzepte von Erfolg, Gerechtigkeit und Weltbild findet sich in der Ausprägung „distanziert" in 53 Interviews mit einem Durchschnittsprozentsatz von 13%.

Die Wertung „sehr distanziert" – d.h. Beispiele auch aus dem Gesellschaftsbereich plus Begründung des eigenen Urteils mit kohärenten Argumenten – findet sich in 50 Interviews. Bei der Reflexivität der Realitätsangemessenheit finden sich in den 48 Interviews drei mit mehr als 50% der Sequenzen als „sehr distanziert" beurteilt, 5 Interviews mit mehr als 40% und der durchschnittliche Prozentsatz für alle 48 Interviews beträgt 20%.

Bei der Reflexivität von Vorstellungen, die anderen zugeschrieben werden, findet sich die Wertung „sehr distanziert" in 13 Interviews, dies mit einem Prozentsatz von 6% der Sequenzen.

Die Reflexivität subjektiver Konzepte von Erfolg, Gerechtigkeit und Weltbild findet sich in der Ausprägung „sehr distanziert" bei 39 Interviews. Der durchschnittliche Prozentsatz beträgt 11%.

Beispiele für die Wertung „sehr distanziert" aus den Sequenzen mit interaktionistischem Kontrollbewußtsein. Reflektiert wird, warum es der Schwester nicht möglich ist, auf die Situation Einfluß zu nehmen, wenn sie z.B. bei einem todkranken Patienten am Monitor verfolgen kann, wie die Herzfrequenz immer geringer wird und beobachtet, wie die Atmung immer oberflächlicher wird und der Patient dann stirbt. In dieser Situation kann die Schwester nicht mehr reagieren, sie kann die Situation nur aushalten. Kommen dann Vorwürfe der Angehörigen an die Schwester, daß das und das nicht gemacht wurde, und das Leben des Patienten deshalb nicht gerettet werden konnte, kann sie auch nur sehr schlecht reagieren, da sie vom Tod des Patienten sehr betroffen und mitgenommen und von den Vorwürfen gekränkt ist.

Es wird reflektiert, daß die Angehörigen sich nur ganz selten bei den Ärzten beklagen sondern dann immer zu den Schwestern mit ihren Vorwürfen kommen. Die Schwester sieht auch, daß die Ärzte der Tod anscheinend nicht so betrifft, bzw. daß sie ihre Gefühle nicht so zeigen, und daß sie ihre eigene Betroffenheit sehr persönlich nimmt. Die Schwester ist dann auch dadurch, daß sie mit dem Toten im Zimmer ist und dabeibleibt, der Konfrontation mit dem Sterben und Tod unabänderlich und als einzige Person auf der Krankenstation in dieser Dichte reaktiv ausgesetzt. Reflexionen über Erfolg und Karriere betonen, daß die Verlagerung der Pflegearbeit zugunsten der Übernahme von organisatorischen Aufgaben die Karriere fördert.

Die Situation wird reflektiert, daß der Patient und die Angehörigen verständlicherweise und in der Ausnahmesituation der Krankheit nur den einen Menschen sehen und für ihn da sind, die Schwestern aber „der ganzen Masse" an Patienten gegenüberstehen. Die Unveränderbarkeit dieser Lage führt dann dazu, daß sie „wirklich nur die Arbeit tut und dann schaut, daß sie bei der Tür hinauskommt".

In den Reflexionen werden subjektive und objektive Vorstellungen des Kontrollbewußtseins nebeneinandergestellt und nicht versucht, sie miteinander in Beziehung zu sehen. Das System sollte geändert werden, es ist dazu aber „einfach ein viel zu großer Komplex". Den Vorgesetzten und der Verwaltung wird abgesprochen, „über die Patienten überhaupt Bescheid zu wissen, die eigentliche Pflegearbeit zu kennen und beurteilen zu können und sich für mehr als die Pflegekategorien und Statistiken zu interessieren". Es wird gewünscht und gleichzeitig als unmöglich angesehen, daß einmal jemand von der Verwaltung „von Station zu Station geht und da einmal einen ganzen Tag zuschaut". Die eigenen Einflüsse werden so zum Allerwichtigsten in der Arbeit, man handelt nach eigener Ansicht und Erfahrung, steht dazu und verantwortet es selber.

Wenn die Patienten besonders junge Menschen sind und sehr schwer krank sind, wenn von den Ärzten alles getan wird, nicht gespart wird an Medikamenten und Aufwand, wenn alles versucht wird, um das Leben des Patienten zu retten, der Patient immer wieder zu Therapien und womöglich auch noch zur Transplantation kommt, wenn die Schwester dann einen persönlichen Bezug zum Patienten aufbaut, diesen pflegt und der Patient dann stirbt und die Schwester innerhalb und außerhalb der Klinik mit niemandem über ihre Trauer sprechen kann, was oft vorkommt, und kein Verständnis findet, dann „stumpft" sie ab und begegnet den Patienten mit weniger persönlicher Zuwendung.

Die psychische Überforderung, viele Patienten und Angehörige nicht richtig betreuen und mit Aufklärungsproblemen offen umgehen zu können, wird im Zusammenhang mit der Ausbildung reflektiert, wo diese Betreuung nicht gelernt wird. Sind Patienten psychisch zu betreuen, dann wird diese Aufgabe eventuell vorhandenen Schülerinnen übertragen, da die noch am ehesten abkömmlich sind und zu den Patienten „gesetzt werden können". Die Schwester fühlt sich dann aber auch wieder psychisch dadurch überfordert, daß sie der Schülerin den richtigen Umgang mit den Patienten zufolge Zeitmangel auch nicht beibringen kann. Weil keine Zeit da ist, kennt man oft die Schüler gar nicht richtig und kann sich um sie nicht richtig kümmern. Und „in der Schule sagt man, der Arzt hat die Aufklärungspflicht, aber wie man dann damit umgehen soll, sagt einem niemand. Und die Ärzte sagen es dem Patienten nicht richtig und nicht so, daß er richtig um sich bescheid weiß. Dann ist das schon ein Problem, wenn die Patienten im Ungewissen sind, nicht genau wissen, was sie haben, es aber halb ahnen und ein bißchen Kenntnis haben, Verwandte unter Umständen voll informiert wurden, der Patient selber aber nicht." Funktionelles Wissen – die richtige Vorbereitung von Patienten für Untersuchungen, wo man welche Zuweisungen hinzuschicken hat, etc. – müssen sich die jungen Schwestern oft nach der Schule auch selber aneignen, was wiederum wenig Zeit für Patientenkontakt läßt und unzufrieden macht.

7.2.2.3 Die Perspektive des Interviewpartners mit DAF

Die persönliche Perspektive kommt alleine in Sequenzen von 52 Interviews vor. Mehrheitlich kommt sie in 3 Interviews vor, durchschnittlich in 19% der Sequenzen.

Die kollektive Perspektive kommt in neun Interviews mit einem Durchschnitt von 9% der Sequenzen vor.

Die allgemeinen Perspektive kommt in 31 Interviews mit einem Prozentsatz von 10% der Sequenzen vor.

Mehrere Perspektiven – d.h. persönliche, kollektive und allgemeine – kommen bei 67 Interviews vor, in 53 davon mehrheitlich. Der durchschnittliche Prozentsatz beträgt 59% der Sequenzen.

Daß die Perspektive eines anderen plus mehrere Perspektiven wiedergegeben werden, kommt bei 34 Interviews, davon in einem Interview mehrheitlich, in einem durchschnittlichen Prozentsatz von 13% vor.

7.2.3 Sanitätshilfsdienste

Die folgende Tabelle zeigt die Verteilung der Interviews mit SHDs auf den Prozentsatz der Sequenzen pro Interview, der mit deterministisch-additiver Form des Kontrollbewußtseins bewertet wurde.

SHD	4	4	8	10	16	17	12	7	2	1
%	100	>90	>80	>70	>60	>50	>40	>30	>20	0

Unter den 81 Interviews mit Sanitätshilfsdiensten wurden bei vier Interviews 100% der Sequenzen mit der deterministisch-additiven Form des Kontrollbewußtseins (DAF) bewertet, vier Interviews mit 90%, acht mit 80%, 10 Interviews mit 70%, 16 Interviews mit 60%, 17 Interviews mit 50%, 12 Interview mit 40%, sieben Interviews mit 30%, zwei Interviews mit 20% der Sequenzen und ein Interview blieb ohne Bewertung einer Sequenz mit der DAF.

D.h., unter den 81 Interviews mit Sanitätshilfsdiensten finden sich 59 Interviews, deren Sequenzen mehrheitlich die Wertung DAF erhielten.

7.2.3.1 Beispiele aus den Sequenzen mit deterministisch-additivem Kontrollbewußtsein

Der SHD begreift sich als Objekt seiner Umwelt, denn die Arbeit zu planen, ist oft unmöglich. Es kommt z.B. zu einer unausweichlichen Streßsituation, wenn die Kollegin nicht da ist, am Telefon Ärzte und Schwestern verlangt werden, die erst gesucht werden müssen, der Operationssaaldiener mit einem Anliegen kommt und etwas braucht, die Operationsschwester ruft und dann noch Instrumente akut für eine dringende Operation vorbereitet werden müssen. Dieses Durcheinander an allen möglichen Anforderungen, wo viel Arbeit einfach liegen bleiben muß, um dem Augenblick gerecht zu werden, führt zu Ärger und Wut. Kommt zu Arbeitsende akut noch ein Unfallpatient in die Klinik, der als Notfall operiert werden muß, und gerät dann auch der geplante Dienstschluß durcheinander, wird dieses unvorhergesehene äußere Ereignis als schicksalhaft erlebt.

Die Stationsgehilfin hat den Eindruck, daß eigene Fähigkeiten nur zu Mißerfolg führen, da die Schwestern und Ärzte im Operationsgelände nicht interessiert, was sie für ein Mensch ist, was sie kann, für was sie begabt ist und Erfolg nur durch wichtige andere Personen und äußere Einflüsse gewährleistet wird. Bezüglich der Auswahl von einzustellendem Personal wird eine unparteiische und gerechte Beurteilung von unbeeinflußbaren Menschen gefordert, die im Einstellungsgespräch entsprechend ihren Fähigkeiten und Referenzen und nicht aufgrund der Beziehung zu einer wichtigen Person eingestellt werden. Gleichzeitig wird die Unmöglichkeit, dies durchzusetzen festgestellt, da „fähige und gute Leute, die auf der Warteliste stehen, eben nicht hereinkommen und andere, nicht geeignete schon".

Es herrscht das Bewußtsein, eigentlich nur das ausführen zu können, was einem gesagt wird. Kommt ein Schwerverletzter in die Ambulanz, ordnet immer der Arzt alles an, von den ersten Untersuchungen und dem Schockraum an. Der Patient muß ausgezogen werden und zugedeckt werden, wird untersucht und muß dann zum Computertomograph und zum Röntgen gefahren werden. Die Blutproben müssen zu den Labors getragen werden. Der Pflegehelfer ist „da mehr der letzte Mann eigentlich in dem ganzen Spiel". Der Pflegehelfer auf der Station handelt nach geregelten Abläufen, die er zu handhaben weiß.

Dieser äußeren Determination stehen, ohne den Zusammenhang mit der inneren Determination anzuschneiden oder auszuführen, die eigenen Anstrengungen des SHD additiv gegenüber. Der Patient wird so behandelt, daß er nicht zu Schaden kommt und nichts passiert, „man muß sich mit dem Patienten abgeben und schauen, daß man's ihm halt recht macht, damit man keine Schwierigkeiten hat". Mit der „Einsicht und Mitarbeit" des Patienten wird nicht gerechnet, auch deshalb, da der Gesundheitszustand es dem Patienten nicht gestattet, von seiner Einsicht und Mitarbeit Gebrauch machen zu können. Es handelt sich um ein „Arbeiten mit dem Patienten", die Pflege wird gemacht, Mundpflege z.B., er wird jeden Tag gebadet, mit dem Kran vom Bett gehoben und ins Bad gefahren, Katheder, Sonden und Urinare müssen versorgt und Infusionen angeschlossen und die Grundpflege gewährleistet werden. Der Pflegehelfer, der hauptsächlich für Patiententransporte zuständig ist, führt die Patienten von der Station zu den einzelnen Untersuchungen und wieder zurück. Unterbrechungen und Verzögerungen z.B. durch Not- oder Zwischenfälle werden oft erlebt. Der SHD wird für die Verzögerungen verantwortlich gemacht und oft nicht in einem sehr freundlichen Ton, den er über sich ergehen lassen muß. Die dadurch entstehenden Wartezeiten bei den Untersuchungen werden als unvermeidliche hingenommen. Dies führt zu Verschiebungen im gesamten Untersuchungsplan des Patienten und zu Ärger bei allen Beteiligten. Gegenüber Klagen von Patienten, daß die Fahrt zur Untersuchung sehr anstrengend und mühevoll sei, wird auf die zum Teil „unlenkbaren alten Betten" hingewiesen. Die Situation als nicht veränderbare erlebt. Das Zurechtfinden in diesen Situationen wird einem nicht gelernt, es wird einem nicht gezeigt, wie man das machen soll. Zur Routine kommt es automatisch und man weiß sich selber zu helfen. Der SHD, der „Wärter" genannt wird, „tut, was sie auf der Station brauchen" und ist von der Koordinationsfähigkeit der Stationsschwester abhängig. Wenn die Stationsschwester nicht so gut organisieren kann, überarbeitet ist oder keine Zeit hat, dann übernimmt der SHD die Koordination und „macht alles". Oft funktioniert aber die Koordination nicht. Da wird der SHD z.B. in die Blutbank geschickt, für einen Patienten drei Blutkonserven zu holen. In der Blutbank ist man aber von der Station nicht verständigt worden. Oft kommt es auch vor, daß Schwestern unabhängig von der Stationsschwester, die den Wärter schon um das Gleiche geschickt hat, piepsen. Muß er Patienten in den Operationssaal bringen und hat für 60 Patienten nur zwei Kollegen, dann muß er selber 20 Patienten übernehmen, dazu kommt oft noch „Außertourliches", wie z.B. Gewebeschnellschnitte, die in die Pathologie zur Untersuchung gebracht werden müssen. Termine überschlagen sich oft, ein Termin auf der Chirurgie, einer auf der Hals-Nasen-Ohrenklinik und einer auf der Augenklinik und alle drei zur selben Zeit. Wenig Handlungsspielraum läßt auch der Personalmangel, der oft durch Krankenstände und Urlaube bewirkt wird. Die Arbeit wird durch Routine mit „einer gewissen Gelassenheit und Abgestumpftheit" erledigt. Bei der schwierigen Aufgabe der Koordination seiner Arbeit findet er bei den meisten Stationsschwestern keine Gesprächsbereitschaft, die Arbeit zusammen besprechen zu können. Die Stationsschwester ist entweder „gut", dann ist die Arbeit gut koordiniert, oder sie ist „schlecht und hat keine Zeit", dann ist die Arbeit sehr schwer. Persönliche Stimmungen und Launen haben im Krankenhaus „nichts zu tun", eigene persönliche Probleme „müssen zurückgesteckt werden und gehen niemandem etwas an. Die Kollegen, Schwestern und Ärzte denken ebenso. Er strengt sich gerne an, erlebt aber kein Arbeitsteam, in dem jeder jedem hilft und man generell zusammenarbeitet. Die Zusammenarbeit unter den Kollegen, die im Krankheitsfall einspringen, bzw. bei Überlastung aushelfen, ist auch nicht selbstverständlich und bei Verstimmungen im Kollegenteam bleibt man bei Schwierigkeiten dann alleingelassen. Sich zu beschweren, „aufzuregen", gar einem seinen „Zorn herauszulassen" ist nicht möglich, „da man zu klein ist und alles selber verkraften muß". Erfolg hat man, „wenn man die Arbeit so macht, wie sie auf dem Gesetz geschrieben ist". Mit den Ärzten hat der SHD kaum Kontakt und wird von ihnen auch nicht besonders wahrgenommen. Von der Verwaltung wird verlangt, „daß man also viel mehr auf die Leute horcht, die da mit dem Personal direkt zu tun haben". Tatsächlich sind der Verwaltung die Anliegen der SHDs, z.B. nach Abbau der hohen Überstundenzahl durch mehr Personal, aber „gleich und interessieren sie nicht". Und die Überstunden „werden halt gemacht", sie „müssen halt gemacht werden", und Urlaub und Zeitausgleich ist nicht möglich. Die Überstunden werden zwar ausbezahlt, führen aber wegen der Versteuerung zu keinem Gewinn gegenüber dem gewünschten und nicht möglichen Urlaub.

Die als Sekretärin angestellte SHD muß in Zeitdruck diktierte Stenogramme in den Computer tippen, sich ständig für Diktate bereithalten, Hilfsmaterialien kopieren und verteilen oder Artikel zur Post bringen. Dabei kommen von verschiedenen Ärzten die Aufträge nach Schreibarbeiten von Befunden, wissenschaftlichen Arbeiten und Tabellen bringen, Abstracts verlangen, das Telefon nimmt in Anspruch und die Arbeit türmt sich. Diese unvorhersehbaren äußeren Einflüsse sind nicht zu beeinflussen und müssen unter großem Druck „gemeistert und erledigt werden, egal mit welchem Arbeitseinsatz". Sie will „gewissenhaft arbeiten und es allen recht machen, so wie es einem anerzogen worden ist". Sie muß auch für Kolleginnen einspringen, Elektrokardiogramme anlegen und rückfragen, ob sie auch richtig angelegt sind. Dabei fühlt sie sich oft überfordert, da sie nicht die Routine dafür besitzt. Unangemeldete Patienten müssen versorgt werden und nach Dienstschluß der Ärzte ist sie allein und muß erst einen Arzt organisieren. Inzwischen ist sie mit der Verantwortung für den Patienten überfordert, weil sie für diese Aufgabe nicht kompetent ist.

Es gibt geistig sehr monotone Arbeitsabläufe, wo man sich nicht entfalten kann, wo es keine Abwechslung gibt, wo man ein „Zahnrad" ist, „das läuft, Woche für Woche, Jahr für Jahr und immer im gleichen Trott". Ein Beispiel hierzu wäre der Transport der unreinen Betten, die „abgerüstet" werden müssen. D.h. die Schmutzwäsche muß getrennt und die Matratzen in die Waschanlage gegeben werden. Die Arbeit muß allein erledigt werden, es gibt keinen Kollegen, mit dem man sich unterhalten, die man ansprechen könnte und „jeder arbeitet auf eigene Faust". Die Kollegen an den Klinikstationen unterschätzen diese Reinigungsarbeit, und „meinen teilweise, sie können mit uns machen, was sie wollen".

7.2.3.2 Kennzeichnung der DAF anhand der Reflexivität

Als „unmittelbar" bewertete Kontrollevaluationen wurden bei den 59 Interviews mit mehrheitlich der deterministisch-additiven Form des Kontrollbewußtseins bei 55 Interviews gefunden.

Zwei Interviews zeigten bezüglich der Reflexivität der Realitätsangemessenheit in 40% der Sequenzen die Wertung „unmittelbar" und zwei bei 30%, die durchschnittliche Prozentzahl dieser Wertung bei den entsprechenden 39 Interviews beträgt 12%.

Bezüglich der Reflexivität der Vorstellungen, die anderen zugeschrieben werden, zeigt ein Interview die Wertung „unmittelbar" in 20% der Sequenzen, die 30 entsprechenden Interviews haben einen Prozentdurchschnitt dieser Wertung von 7%.

Bezüglich der Reflexivität der subjektiven Konzepte von Erfolg, Gerechtigkeit und Weltbild zeigen 9 Interviews einen durchschnittlichen Prozentsatz von 8% der Wertungen „unmittelbar".

Mit „distanziert" – d.h. der Interviewpartner bringt zur Veranschaulichung seiner Kontrollevaluation Beispiele aus dem Klinikbereich ein – wurden bei den 59 Interviews Sequenzen in allen Interviews gefunden. Bezüglich der Reflexivität der Realitätsangemessenheit bei 3 Interviews mit mehr als 70% der Sequenzen, bei 10 Interviews mit mehr als 60% und bei 13 Interviews mit mehr als 50%. Der Durchschnitt beträgt 40%.

Bezüglich der Reflexivität von Vorstellungen, die anderen zugeschrieben werden, wurde bei 20 Interviews ein Durchschnittsprozentsatz von 6% erreicht.

Die Reflexivität subjektiver Konzepte von Erfolg, Gerechtigkeit und Weltbild findet sich in der Ausprägung „distanziert" in 52 Interviews mit einem Durchschnittsprozentsatz von 20%.

Die Wertung „sehr distanziert" – d.h. Beispiele auch aus dem Gesellschaftsbereich plus Begründung des eigenen Urteils mit kohärenten Argumenten – findet sich in 36 Interviews. Bei der Reflexivität der Realitätsangemessenheit finden sich in 29 Interviews zwei mit mehr als 50% der Sequenzen als „sehr distanziert" beurteilt, 2 Interviews mit mehr als 40% und der durchschnittliche Prozentsatz für alle 36 Interviews beträgt 18%.

Bei der Reflexivität von Vorstellungen, die anderen zugeschrieben werden, findet sich die Wertung „sehr distanziert" in 4 Interviews, dies mit einem Prozentsatz von 5% der Sequenzen.

Die Reflexivität subjektiver Konzepte von Erfolg, Gerechtigkeit und Weltbild findet sich in der Ausprägung „sehr distanziert" bei 29 Interviews. Der durchschnittliche Prozentsatz beträgt 11%.

7.2.3.3 Die Perspektive des Interviewpartners mit DAF

Die persönliche Perspektive kommt alleine in Sequenzen von 54 Interviews vor. Mehrheitlich kommt sie in 7 Interviews vor, durchschnittlich in 26% der Sequenzen dieser 54 Interviews.

Die kollektive Perspektive kommt alleine nicht vor.

Die allgemeinen Perspektive kommt in 33 Interviews mit einem Prozentsatz von 10% der Sequenzen vor.

Mehrere Perspektiven – d.h. persönliche, kollektive und allgemeine – kommen bei 58 Interviews vor, in 37 davon mehrheitlich. Der durchschnittliche Prozentsatz beträgt 55% der Sequenzen.

Daß die Perspektive eines anderen plus mehrere Perspektiven wiedergegeben werden, kommt bei 33 Interviews, davon in keinem Interview mehrheitlich, in einem durchschnittlichen Prozentsatz von 12% vor.

7.3 Die internale Form des Kontrollbewußtseins

Die folgende Tabelle zeigt die Verteilung der Interviews mit Ärztinnen und Ärzten, Diplomschwestern (DS) und -pflegern (DPf) und SHDs auf den Prozentsatz der Sequenzen pro Interview, der mit internaler Form des Kontrollbewußtseins bewertet wurde.

% Sequenzen	ÄrztInnen	DS und DPf	SDH
> 70%		1	
> 60%		1	2
> 50%		1	
> 40%	5		9
> 30%	4	4	7
> 20%	20	18	19
> 10%	21	22	20
< 10%	9	8	7
0%	22	26	17

7.3.1 Ärztinnen und Ärzte

Unter den 81 Interviews mit Ärztinnen und Ärzten wurden bei 5 Interviews mehr als 40% der Sequenzen mit der internalen Form des Kontrollbewußtseins bewertet, vier Interviews mit 30%, 20 Interviews mit 20%, 21 Interviews mit 10%, 9 Interviews mit weniger als 10% und 22 Interviews ohne Wertung der internalen Form des Kontrollbewußtseins einer Sequenz beschrieben.

7.3.2 Diplomschwestern- und -pfleger

Unter den 81 Interviews mit Diplomschwestern- und -pflegern wurden bei einem Interview 70% der Sequenzen mit der internalen Form des Kontrollbewußtseins bewertet, ein Interview mit 60%, ein Interview mit 50%, vier Interviews mit 30%, 18 Interviews mit 20%, 22 Interviews mit 10%, 8 Interviews mit weniger als 10% und 26 Interviews ohne Wertung der internalen Form des Kontrollbewußtseins einer Sequenz beschrieben.

D.h., unter den 81 Interviews mit Diplomschwestern- und -pflegern finden sich drei Interviews, deren Sequenzen mehrheitlich die Wertung internale Form des Kontrollbewußtseins erhielten.

7.3.3 Sanitätshilfsdienste

Unter den 81 Interviews mit Sanitätshilfsdiensten wurden bei zwei Interviews 60% der Sequenzen mit der internalen Form des Kontrollbewußtseins bewertet, neun Interviews mit 40%, sieben Interviews mit 30%, 19 Interviews mit 20%, 20 Interviews mit 10%, 7 Interviews mit weniger als 10% und 17 Interviews ohne Wertung der internalen Form des Kontrollbewußtseins einer Sequenz beschrieben.

D.h., unter den 81 Interviews mit Sanitätshilfsdiensten finden sich zwei Interviews, deren Sequenzen mehrheitlich die Wertung internale Form des Kontrollbewußtseins erhielten.

7.4 Die externale Form des Kontrollbewußtseins

Die folgende Tabelle zeigt die Verteilung der Interviews mit Ärztinnen und Ärzten, Diplomschwestern (DS) und -pflegern (DPf) und SHDs auf den Prozentsatz der Sequenzen pro Interview, der mit externaler Form des Kontrollbewußtseins bewertet wurde.

% Sequenzen	ÄrztInnen	DS und DPf	SHD
>30%			1
>20%		1	3
>10%	5	8	6
<10%	3	2	6
0%	73	70	65

7.4.1 Ärztinnen und Ärzte

Unter den 81 Interviews mit Ärztinnen und Ärzten wurden bei fünf Interviews 10% der Sequenzen mit der externalen Form des Kontrollbewußtseins bewertet, drei Interviews mit weniger als 10% und 73 Interviews ohne Wertung der externalen Form des Kontrollbewußtseins einer Sequenz beschrieben.

D.h., unter den 81 Interviews mit Ärztinnen und Ärzten findet sich kein Interview, dessen Sequenzen mehrheitlich die Wertung externale Form des Kontrollbewußtseins enthalten.

7.4.2 Diplomschwestern und -pfleger

Unter den 81 Interviews mit Diplomschwestern und -pflegern wurden bei einem Interview 25% der Sequenzen mit der externalen Form des Kontrollbewußtseins bewertet, acht Interviews mit 10%, zwei Interviews mit weniger als 10% und 70 Interviews ohne Wertung der externalen Form des Kontrollbewußtseins einer Sequenz beschrieben.

D.h., unter den 81 Interviews mit Sanitätshilfsdiensten findet sich kein Interview, dessen Sequenzen mehrheitlich die Wertung externale Form des Kontrollbewußtseins enthalten.

7.4.3 Sanitätshilfsdienste

Unter den 81 Interviews mit Sanitätshilfsdiensten wurden bei einem Interview 30% der Sequenzen mit der externalen Form des Kontrollbewußtseins bewertet, drei Interviews mit 20%, sechs Interviews mit 10%, sechs Interviews mit weniger als 10% und 65 Interviews ohne Wertung der externalen Form des Kontrollbewußtseins einer Sequenz beschrieben.

D.h., unter den 81 Interviews mit Sanitätshilfsdiensten findet sich kein Interview, dessen Sequenzen mehrheitlich die Wertung externale Form des Kontrollbewußtseins enthalten.

7.5 Die fatalistische Form des Kontrollbewußtseins

Keine einzige von den 3082 Sequenzen der 243 Interviews wurde der fatalistischen Form des Kontrollbewußtseins zugeordnet.

Ausgangspunkt in den Interviews war eine bestimmte Situation am Arbeitsplatz. Die in der Klinik arbeitenden Menschen sind bemüht, kranken Menschen zu helfen, wieder gesund zu werden. Es ist daher eine beruhigende Gewißheit, daß die Deutungsmuster „undurchschaubar, unberechenbar und unvorhersehbar", „Glück und Pech", „Schicksal und Zufälle" als fatalistisches Kontrollbewußtsein nicht vorkommen, und eigenes oder fremdes Verhalten als kausal bestimmende Einflußfaktoren nicht geleugnet werden.

7.6 Zusammenfassung der Interviewauswertung

Die folgende Tabelle gibt einen Überblick über die Verteilung der dominanten Formen des Kontrollbewußtseins und der Mischformen bei den ÄrztInnen, Diplomschwestern und -pflegern (DS und DPf) und den Sanitätshilfsdiensten (SHD), wobei die 81 Interviews pro Schicht 100% ausmachen.

Interviews	ÄrztInnen	DS und DPf	SHD
Dominant IF	17,3 %	12 %	7,4 %
Dominant DAF	69 %	81 %	73 %
Dominant IntF	0 %	4 %	2,5 %
Mischformen	13,7 %	3 %	17 %
Insgesamt	100 %	100 %	100 %

Abb. 1 zeigt die Verteilung der dominanten Form des Kontrollbewußtseins. Die dominante Form des Kontrollbewußtseins eines Interviewpartners ist durch diejenige Form des Kontrollbewußtseins gegeben, die in mindestens 50% der Interviewsequenzen zu finden ist.

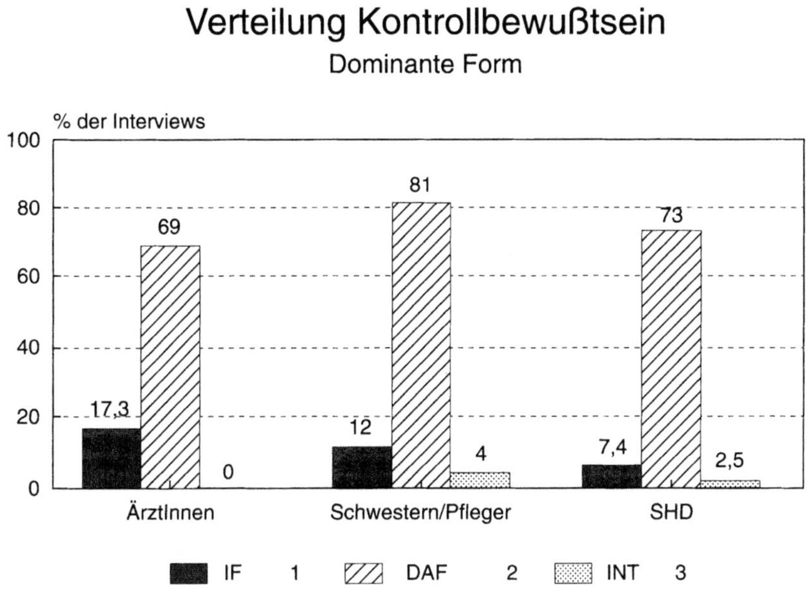

Abb. 1

Die interaktionistische Form des Kontrollbewußtseins ist bei den Sanitätshilfsdiensten in 7.4% der Interviews die dominante Form des Kontrollbewußtseins, bei den Diplomschwestern und -pflegern in 12% und bei den Ärtzinnen und Ärzten in 17,3% der Interviews.

Die deterministisch-additive Form des Kontrollbewußtseins liegt bei den Sanitätshilfsdiensten in 73% der Interviews in dominanter Form vor, bei den Diplomschwestern und -pflegern in 81% und bei den Ärztinnen und Ärzten in 69% der Interviews.

Die internale Form des Kontrollbewußtseins ist nur bei den Sanitätshilfsdiensten – zu 2,5% – und den Diplomschwestern und -pflegern – zu 4% –, nicht jedoch bei den Ärztinnen und Ärzten in dominanter Form vorhanden.

Bei den Ärztinnen und Ärzten bleiben 13,7% der Interviews Mischtypen des Kontrollbewußtseins. Bei den Diplomschwestern und -pflegern bleiben nur 3% und bei den Sanitätshilfsdiensten 17% Mischtypen, in denen keine der Formen des Kontrollbewußtseins in dominanter Form vorliegt.

Interaktionistische und deterministisch-additive Verhaltensweisen sollen nun zur Veranschaulichung des jeweiligen Kontrollbewußtseins gegenübergestellt werden. Diese Gegenüberstellung soll auch verdeutlichen, warum gerade der interaktionistischen Form des Kontrollbewußtseins für die Menschlichkeit in der Arbeitswelt des Krankenhauses ein besonderer Platz zukommt.

Die internale Form des Kontrollbewußtseins braucht nicht eigens veranschaulicht zu werden, da sie ja die eine Seite der deterministisch-additiven Form des Kontrollbewußtseins ausmacht.

Die interaktionistische Form des Kontrollbewußtseins. Die Wechselseitigkeit der Beeinflussung innerer und äußerer Einflußfaktoren intrasituativ wahrnehmen zu können, wirkt sich mittelbar in der Beziehung der Ärztin, des Arztes, der Schwester, des Pflegers und des Sanitätshilfsdienstpersonales zueinander und zu den Patienten positiv aus. Beziehungen werden als reziproke Interaktionen geschildert, in der beide Seiten Gehör finden und es verstehen, miteinander zu sprechen. Die Ärztin bzw. der Arzt des interaktionistischen Kontrollbewußtseins kann die Reaktionen des Patienten auf ihre bzw. seine Erläuterungen wahrnehmen und kontrolliert so die Verständlichkeit seiner Kommunikation. Derart ist die Reziprozität der Arzt-Patient-Beziehung eine Voraussetzung für die Möglichkeit des Patienten, aufgrund von vollständiger Information sein Selbstbestimmungsrecht wahrnehmen zu können. In der reziproken Interaktion des Arzt-Patienten-Gespräches wird der Handlungsrahmen bestimmt, in den die Entscheidungen von Therapie und Behandlung eingebunden sind. Die interaktionistische Form des Kontrollbewußtseins ist dabei bewußt offen für die Zusammenarbeit mit KollegInnen unterschiedlichster Fachrichtungen und nimmt die Möglichkeiten und Grenzen wissenschaftlicher Kenntnisse, apparativ-technischer und organisatorischer Hilfsmittel im Zusammenspiel des Informationsflusses wahr. Medizinische Fachkompetenz, die Fähigkeit, Verantwortung zu übernehmen, die Bildung des eigenen Charakters und der Persönlichkeit im Wechselspiel von Organisationsvorgaben, Ärztehierarchie und Zeitdruck werden in ihrer gegenseitigen Abhängigkeit gesehen und gerade dadurch die bewußte Bewältigung und Meisterung der Arbeitssituationen vorbereitet.

Dieses Wahrnehmen und Besorgtsein um die eigene Persönlichkeit kennzeichnet das interaktionistische Kontrollbewußtsein der Ärztinnen und Ärzte, Diplomschwestern und -pfleger und der Sanitätshilfsdienste gleichermaßen. Die Schwestern und Pfleger der interaktionistischen Form des Kontrollbewußtseins betrachten das eigene Verhalten in der Wechselseitigkeit von menschlichen Bedürfnissen des Patienten und eigenem Bemühen in der Patientenbetreuung und -pflege. Abstimmung der eigenen Arbeit mit den

Ärtzinnen und Ärzten, den Organisationsstrukturen und spezifischen Arbeitssituationen kommt dem Patienten zu Gute.

Die Wahrnehmung des Wechselspieles der eigenen Kräfte führt ebenso zu Kontinuität im Verhalten gegenüber dem Patienten, wie das Wahrnehmen der Vermittlerrolle zwischen Patient und Arzt. Dieses Verhalten beinhaltet das Aufnehmen von Problemen aller Art, die die Patienten herantragen, das Erklären von Therapien, das Beantworten von Fragen und vieles mehr. Zwischen Arzt und Patient zu vermitteln, ist auch Anliegen des Sanitätshilfsdienstpersonales mit interaktionistischem Kontrollbewußtsein, wenn die Wirkung der Umwelt des Krankenhauses auf den Patienten im Gespräch mit ihm während der langen Transport- und Begleitwege wahrgenommen wird. Indem Schwestern, Pfleger und Sanitätshilfsdienste versuchen, zwischen Arzt und Patient zu vermitteln, greifen sie korrigierend in das kommunikative Strukturproblem des hierarchisierten Kommunikationsflusses im Krankenhaus ein[130].

Die deterministisch-additive Form des Kontrollbewußtseins. Die Ärztinnen und Ärzte, Schwestern und Pfleger und Sanitätshilfsdienste mit deterministisch-additiver Form des Kontrollbewußtseins, die die beherrschende Mehrheit an Kontrollbewußtsein in der Klinik stellen, sind in ihrem Verhalten und Handeln – wie der Name des Kontrollbewußtseins schon sagt – von einseitigen Bestimmungen gekennzeichnet.

Die Ärztin bzw. der Arzt des deterministisch-additiven Kontrollbewußtseins beschreibt sich im Verhältnis zum Patienten als determinierendes Subjekt und medizinische Autorität. Die Ärztin bzw. der Arzt bestimmen den Arbeitsablauf, die Behandlung des Patienten und die Beziehung zum Pflegepersonal. Anweisungen werden gegeben und die Ärztin bzw. der Arzt ist selbst Empfänger von Weisungen und fremdbestimmtes Objekt in den Klinikorganisationsstrukturen. Die Begegnung mit dem Patienten, zu dessen Wohl der Arzt nach bestem Wissen und Gewissen seine Kräfte einsetzt, hat gefühlsneutral zu verlaufen, die Ärztin bzw. der Arzt weiß, was für den Patienten gut ist, der Arbeitsablauf ist vorgegeben und erfordert unkritische Anpassung an das System Klinik. Selbständige Entfaltung wird in der medizinischen Forschungsarbeit geschildert, die auch die Unentbehrlichkeit des Individuums für die Klinik garantiert.

Über Charakter und die eigene Persönlichkeit, deren Einfluß auf PatientInnen und KollegInnen, über Persönlichkeitsbildung und

[130] Vgl. hiezu auch den Punkt 7.7.2: Die Interpretation der Faktorenanalyse.

-entfaltung wird nicht gesprochen. Das Gespräch über verschiedene Meinungen, Auffassungen und Anschauungen wird als unrealistische Auseinandersetzungsform beurteilt. Autoritätsprobleme werden anhand bestehender Ordnungen, Richtlinien und Regeln gelöst.

Die Schwestern und Pfleger schildern den Einfluß der Ärztin bzw. des Arztes als bestimmend für ihre Arbeit. Eigene Probleme im Zusammenhang mit Therapie, Behandlung und Pflege, mit organisatorischen Unzulänglichkeiten und Mängeln in der Arbeitsplanung in dieser hierarchischen Ordnung ansprechen und aussprechen zu können, ist ein Ding der Unmöglichkeit. Die Beziehung zum Arzt wie zum Patienten ist eine einseitige, die Zusammenarbeit als Arbeitsgruppe wird nicht erlebt. Auch die Beziehung zu Verwaltung und Organisation ist fremdbestimmt und nimmt die Eigenleistungen nicht wahr. Die Vermittlerrolle zwische Arzt und Patient wird nicht wahrgenommen, die Patienten werden erlebt, wie sie oft im Ungewissen über ihre Fragen und Probleme gelassen werden. Therapieentscheidungen und der Einsatz der hochtechnologischen und medikalisierten Medizin werden vorgegeben, eigene Beobachtungen und Meinung sind nicht gefragt, die eigene Persönlichkeit wird nicht in den Arbeitsablauf eingebunden, die Arbeit ist ein einsamer Versuch, mit Vorgegebenem zurechtzukommen, bzw. selber Vorgaben zu machen.

Im Zurechtkommen mit den Anforderungen schlägt sich der Sanitätshilfsdienst des deterministisch-additiven Kontrollbewußtseins selbst und alleine durch. Ärzte und Schwestern geben widersprüchliche Anweisungen. Die Meinung und das Urteil der eigenen Person sind nicht gefragt, gefordert wird das Funktionieren im Arbeitsablauf, der mehr oder weniger gut organisiert ist. Eigene Fähigkeiten und Begabungen werden dabei nicht gefördert, man ist Ausführender und nicht Mitarbeiter. Die Patientenbeziehung wird als Arbeitsroutine verstanden, in der der Zeitdruck einen determinierenden Einfluß darstellt.

Die Reflexivität der Interviewpartner. Abb. 2 stellt in der ersten Reihe die Verteilung der Reflexivität der Interviews mit interaktionistischer Form des Kontrollbewußtseins, in der zweiten Reihe die Verteilung der Reflexivität der Interviews mit deterministisch-additiver Form des Kontrollbewußtseins dar.

Die Reflexion der Realitätsangemessenheit der eigenen Vorstellungen und Selbstkontrolle steht in über 50% der Sequenzen sowohl bei den interaktionistischen wie bei den deterministisch-additiven Formen im Vordergrund. Interaktionistische und determini-

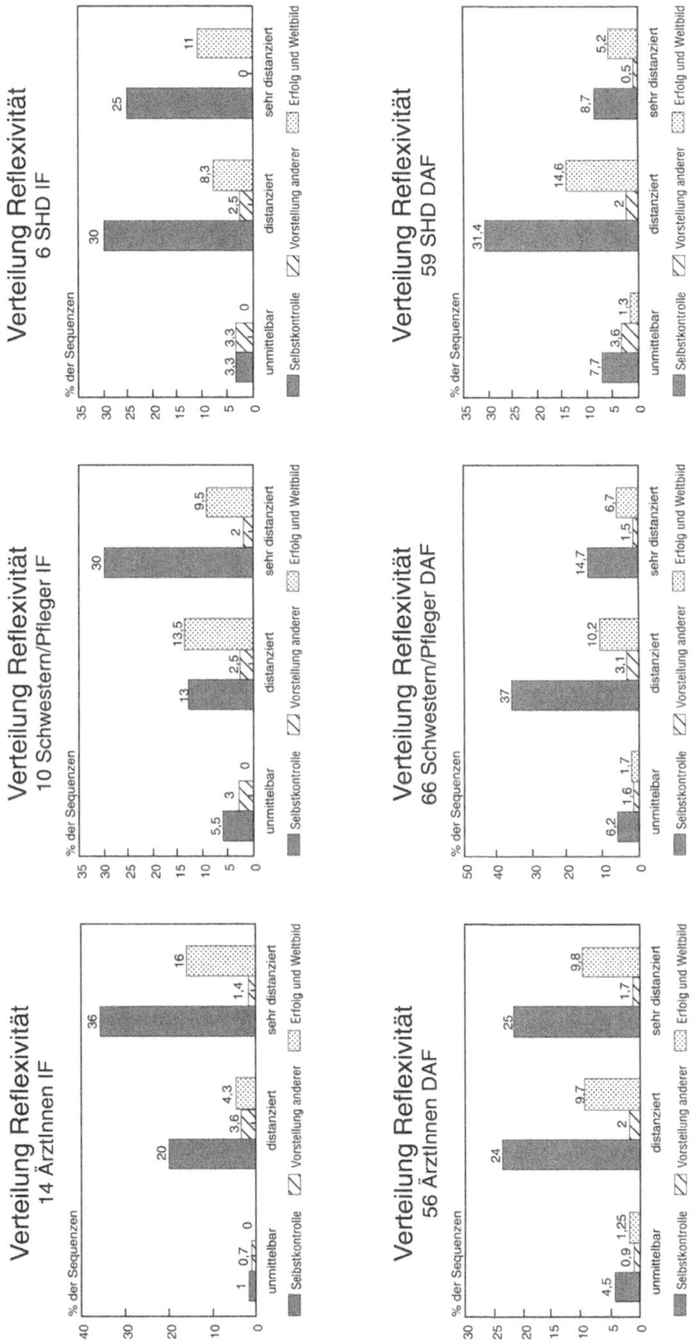
Verteilung Reflexivität
14 ÄrztInnen IF
% der Sequenzen
1
0,7
0
20
3,6
4,3
36
1,4
16
unmittelbar
distanziert
sehr distanziert
Selbstkontrolle
Vorstellung anderer
Erfolg und Weltbild
Verteilung Reflexivität
10 Schwestern/Pfleger IF
% der Sequenzen
5,5
3
0
13
2,5
13,5
30
2
9,5
Verteilung Reflexivität
6 SHD IF
% der Sequenzen
3,3
3,3
0
30
2,5
8,3
25
0
11
Verteilung Reflexivität
56 ÄrztInnen DAF
% der Sequenzen
4,5
0,9
1,25
24
2
9,7
25
1,7
9,8
Verteilung Reflexivität
66 Schwestern/Pfleger DAF
% der Sequenzen
6,2
1,6
1,7
37
3,1
10,2
14,7
1,5
6,7
Verteilung Reflexivität
59 SHD DAF
% der Sequenzen
7,7
3,6
1,3
31,4
2
14,6
8,7
0,5
5,2

Abb. 2

stisch-additive Formen unterscheiden sich jedoch charakteristisch in der Verteilung auf die Wertungen „unmittelbar“, „distanziert“ und „sehr distanziert“. Die Wertungen „sehr distanziert“ sind bei den interaktionistischen Formen um 15% häufiger als bei den deterministisch-additiven Formen.

In etwa 20% der Sequenzen der Interviews wurde die Reflexivität der Vorstellungen subjektiver Konzepte von Erfolg, Gerechtigkeit und Weltbild bewertet. Die Wertungen „sehr distanziert“ der Reflexionen über subjektive Konzepte von Erfolg, Gerechtigkeit und Weltbild sind bei den interaktionistischen Formen um 7,7% höher als bei den entsprechenden deterministisch-additiven Formen.

Die Reflexionen über Vorstellungen, die anderen zugeschrieben werden, kommen bei den interaktionistischen Formen nur mehr in 5,7–7,7% der Sequenzen vor, bei den deterministisch-additiven Formen in 4,6–6,2% der Sequenzen und unterscheiden sich auch in ihrer Verteilung auf „unmittelbar“, „distanziert“ und „sehr distanziert“ nur mehr geringfügig.

Daß die Wertung „sehr distanziert“ bei der interaktionistischen Form des Kontrollbewußtseins sowohl bei der Realitätsangemessenheit der eigenen Vorstellungen als auch bezüglich der Reflexion über Vorstellungen subjektiver Konzepte von Erfolg, Gerechtigkeit und Weltbild gegenüber der deterministisch-additiven Form häufiger sind, zeigt die größere Bereitschaft der interaktionistischen Form, über eigene Vorstellungen und eigenes Verhalten und Handeln kritisch nachzudenken.

Kritisch heißt hier vor allem, daß die eigenen Gedanken, Meinungen und Vorstellungen mit Argumenten versehen werden. Die kritische Reflexion des eigenen Verhaltens kommt nicht nur den Patienten zugute, sie stärkt auch das Selbstvertrauen und die Beziehungen zu den ArbeitskollegInnen. Die kritische Reflexion der beruflichen Situation ermöglicht die wirklichkeitsgerechte Einschätzung der tatsächlichen persönlichen Wirkungsmöglichkeiten. Dieses kritische Urteil ist nicht nur den Ärztinnen und Ärzten der interaktionistischen Form des Kontrollbewußtseins zu eigen. Besonders die ihnen in der Hierarchie nachgeordneten Diplomschwestern und -pfleger erhalten sich gegenüber dem Routineklinikbetrieb ihre gesellschaftskritischen Gedanken und persönlichen Überzeugungen zur Arbeitswelt des Krankenhauses.

Über die Zusammenarbeit im Team, über die Organisationsform der Arbeitsgruppen gegenüber der Hierarchie, über die Einbindung nachgeordneter Berufsgruppen und die Einbeziehung anderer relevanter Berufe denken besonders die Schwestern und Pfleger der interaktionistischen Form des Kontrollbewußtseins nach, weniger die Ärztinnen und Ärzte und das Sanitätshilfsdienstpersonal.

Die Reflexionen der deterministisch-additiven Form bewegen sich bei den Schwestern und Pflegern darum, wie sie damit zurechtkommen und passiv hinnehmen können, wenig Einfluß auf Behandlung, Therapie und Aufklärung des Patienten sowie auf die Organisation seiner Pflege nehmen zu können. Die schlechte Kommunikation mit den Ärztinnen und Ärzten wird beklagt, es besteht aber keine Chance zum gemeinsamen Gespräch. Folglich werden die eigenen Kräfte, auf die man sich zurückziehen muß, da sonst keine Hilfe zu erwarten ist, der wichtigste Einflußfaktor für die eigene Arbeit, die man versucht, möglichst kräfteschonend zu verrichten, um das Krankenhaus wieder in Richtung Freizeit verlassen zu können.

Was die Reflexionen über Vorstellungen, die anderen zugeschrieben werden, betrifft, kommen sie sowohl bei der interaktionistischen Form des Kontrollbewußtseins als auch bei der deterministisch-additiven Form nur mehr im geringen Prozentsatz von 6,7 bzw. 5,4% der Sequenzen vor. Es ist verständlich, daß die Betreuung, Pflege und Behandlung von Patienten vor allem die Reflexion der Selbst- und Wirklichkeitskontrolle fordert. Reflexionen über den persönlichen Erfolg im Beruf und Gerechtigkeit am Arbeitsplatz zeigen mit 20% auch noch ihre Bedeutung für die Befragten.

Reflexionen über Vorstellungen, die anderen zugeschrieben werden, haben in der hierarchischen Sozialstruktur des Krankenhauses keinen Platz mehr. Auch dies ist verständlich. In der Hierarchie der Weisungsgebundenheit und der Befehle ist es nicht notwendig, Reflexionen über Vorstellungen anderer anzustellen. Der in der Hierarchie Höherstehende braucht sich Kraft seiner Autorität über die Meinungen der Untergebenen keine besonderen Gedanken machen. Der in der Hierarchie unten Stehende ist weisungsgebunden und hat auch wenig Gewinn, seine Anordnungen zu reflektieren.

Daß die kommunikative Logik der Krankenhaushierarchie derart bestellt ist, verdeutlicht genau die Schwierigkeit, im Krankenhaus überhaupt partnerschaftliche Diskussionen auf dem Grundsatz der Gleichberechtigung der Gesprächspartner anzutreffen. Für den Diskurs ist die Fähigkeit, die Vorstellungen des anderen wahrzunehmen, konstitutiv. Eine Sozial- und Organisationsstruktur, die die Wahrnehmung der Vorstellungen anderer nicht benötigt und daher nicht wahrnimmt, ist folglich nicht in der Lage, ihre Mitglieder einen Diskurs miteinander führen zu lassen.

Die Perspektive der Interviewpartner. Abb. 3 zeigt die Verteilung der Perspektive des Interviewpartners als nähere Kennzeichnung sei-

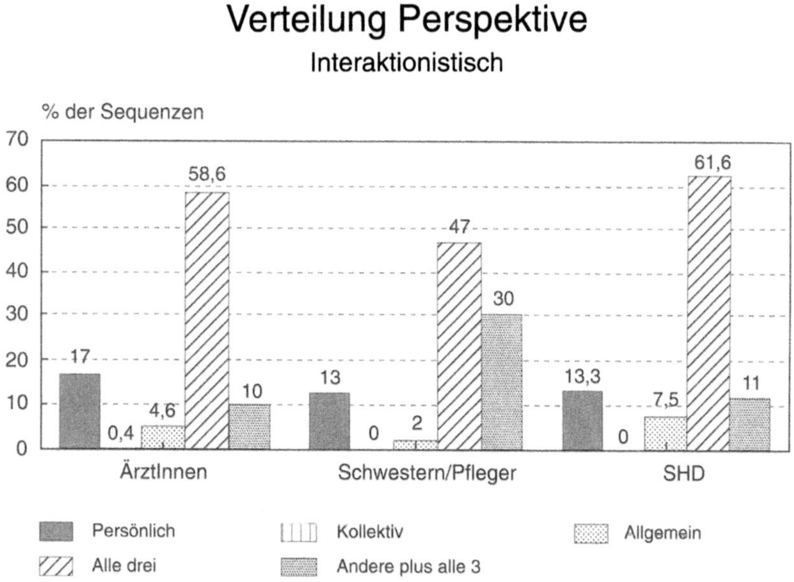

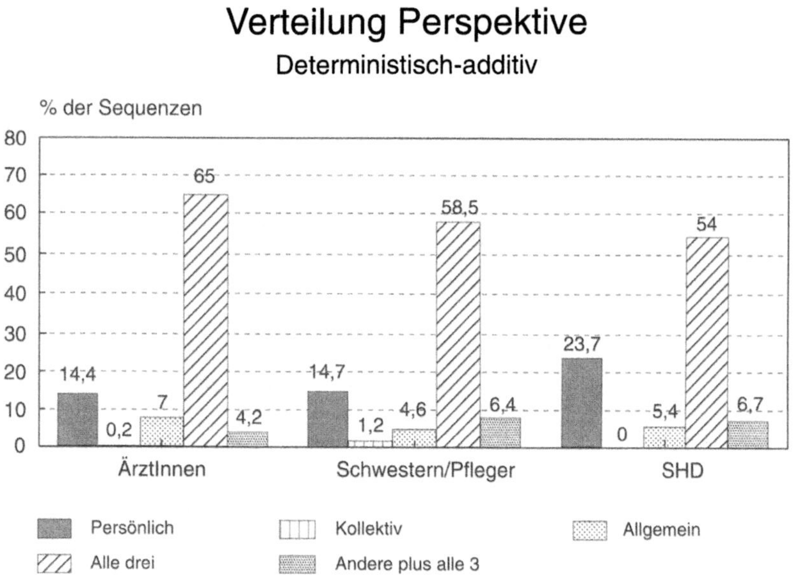

Abb. 3

nes Kontrollbewußtseins. In jeder Berufsgruppe stehen bei den interaktionistischen als auch bei den deterministisch-additiven Formen Sequenzen im Vordergrund, die sowohl die persönliche, kollektive wie allgemeine Perspektive aufweisen. Sequenzen, die darüber hinaus auch die Perspektive eines anderen wiedergeben, finden sich bei den interaktionistischen Formen in der Höhe von 10 bis 30%, bei den deterministisch-additiven Formen in charakteristischer Weise vermindert in der Höhe von 4,2 bis 6,7%.

Auffallend ist, daß 30% der Sequenzen der interaktionistischen Form des Kontrollbewußtseins bei Diplomschwestern und -pflegern nicht nur in „Ich"-Form, „Wir"-Form und „Man"-Form sprechen sondern auch noch die Perspektive eines anderen wiedergeben. In diesen 30% der Sequenzen wird die Aussage eines anderen wiedergegeben, die Worte „er sagt", „sie sagt", „sie sagen" leiten diese Sätze ein. Es ist eine besondere Eigenschaft des Kontrollbewußtseins dieser Schwestern und Pfleger, auch die Meinung eines anderen wiedergeben zu können. Die Sanitätshilfsdienste der interaktionistischen Form des Kontrollbewußtseins liegen mit 11% ihrer Sequenzen, die die Perspektive eines anderen wiedergeben, nicht nur vor ihren KollegInnen mit der deterministisch-additiven Form sondern auch noch vor den Ärzten der interaktionistischen Form des Kontrollbewußtseins, die mit 10% der Sequenzen die Perspektive eines anderen wiedergeben. Die Ärztinnen und Ärzte der interaktionistischen Form des Kontrollbewußtseins haben wiederum einen doppelt so hohen Prozentsatz an Sequenzen, die die Perspektive eines anderen wiedergeben, wie deren KollegInnen der deterministisch-additiven Form.

Die Perspektive eines anderen einnehmen zu können, ist von herausragender Bedeutung bei der diskursiven Lösung von Problemen. Die beherrschende Stellung der deterministisch-additiven Form des Kontrollbewußtseins an der Klinik läßt vermuten, „daß Probleme in der Regel strategisch, d.h. rein erfolgsorientiert gelöst werden, versucht wird, eigene Interessen mit Macht und List gegen alle Widerstände durchzusetzen oder auf logische bzw. empirische Sach- und Systemstrukturen rekurriert wird"[131].

Dennoch ist festzuhalten, daß die Perspektive des anderen in den Sequenzen der Interviews – bei der interaktionistischen Form mehr als bei der deterministisch-additiven Form – wahrgenommen wird. Die grundlegende Voraussetzung eines Diskurses, die eben darin besteht, daß der Diskursteilnehmer in der Rekonstruktion der

---

[131] Hoff, E.-H., Lempert, W., Lappe, L., Persönlichkeitsentwicklung in Facharbeiterbiographien, Bern 1991, 185f.

Konfliktsituation die Orientierungen der am Konflikt Beteiligten und von ihm Betroffenen überhaupt wahrnehmen kann, gehört gleichfalls zur sozialen Wirklichkeit der Klinik.

Dadurch, daß die Perspektive des anderen wahrgenommen wird, ist freilich noch nicht gesagt, in welcher Weise die wahrgenommenen Orientierungen dann verarbeitet werden. D.h. es ist noch offen, ob sie alle gleich ernst genommen werden, in eine Rangordnung gebracht oder gegebenenfalls gewichtet und unter Umständen auch verändert werden[132]. Es liegt jedoch auf der Hand, daß das Wahrnehmenkönnen der Perspektive eines anderen einen ersten Schritt auf dem langen Weg zu jener ausgezeichneten Fähigkeit bedeutet, für soziale Konflikte prinzipiell akzeptable Lösungen nicht nur vorzuschlagen, sondern sie auch so zu begründen, daß sie von allen Beteiligten und Betroffenen sowie von unparteiischen Beobachtern akzeptiert werden können. Der derart Handelnde handelt konsensorientiert, d.h. er ermöglicht eine allgemein zustimmungswürdige Koordination konkurrierender Handlungsorientierungen verschiedener Individuen oder Kollektive[133]. Ein derartiges konsensorientiertes Handeln an der Klinik als etablierte soziale Praxis zu erleben, hat noch viel Mühe an Persönlichkeitsarbeit und Strukturveränderung zur Voraussetzung.

Die Geschlechterverteilung der Interviewpartner. Abb. 4 gibt die Verteilung der Geschlechter in der Stichprobe der einzelnen Berufsgruppe im Vergleich zu der Geschlechterverteilung in den interaktionistischen und deterministisch-additiven Formen wieder.

Bei den Ärztinnen und Ärzten findet sich bei den deterministisch-additiven Formen die Stichprobenverteilung von 28% Ärztinnen und 72% Ärzten wieder. Das Durchschnittsalter der Ärztinnen der interaktionistischen Formen beträgt 32 Jahre, das der Ärzte dieser Form 40 Jahre. Die Verteilungen bei den Diplomschwestern und -pflegern entspricht wiederum der Verteilung in der Stichprobe, bei den interaktionistischen Formen der SHDs sind um 10% weniger Männer und 10% mehr Frauen vertreten als in der Stichprobe. Dabei beträgt das Durchschnittsalter der Frauen 39 Jahre und das der Männer 37.

---

132 Ebd. 186.
133 Ebd. 186.

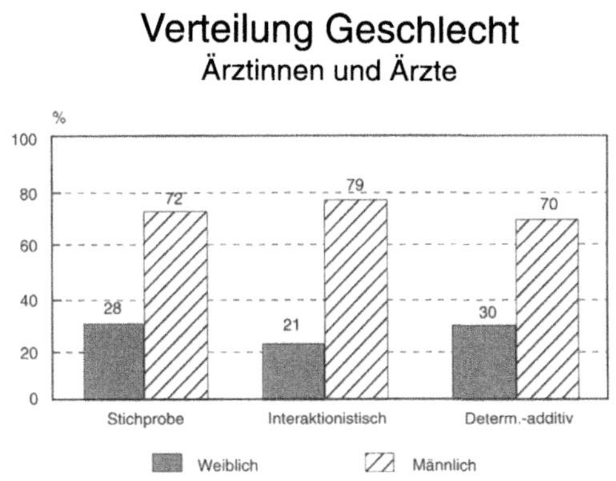
Verteilung Geschlecht
Ärztinnen und Ärzte
%
100
80
60
40
20
0
72
79
70
28
21
30
Stichprobe
Interaktionistisch
Determ.-additiv
Weiblich
Männlich

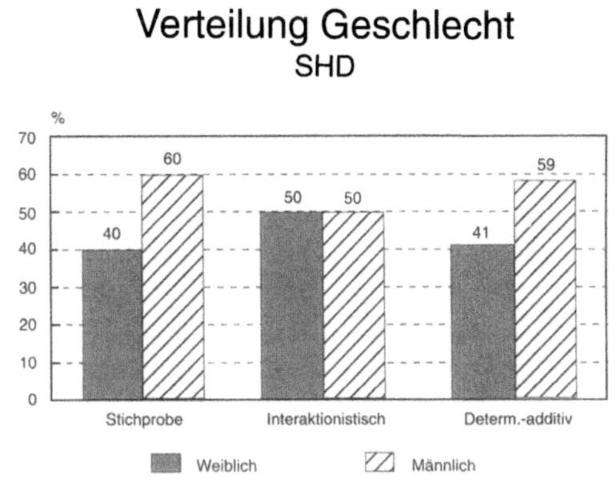
Verteilung Geschlecht
SHD
%
70
60
50
40
30
20
10
0
60
50
50
59
40
41
Stichprobe
Interaktionistisch
Determ.-additiv
Weiblich
Männlich

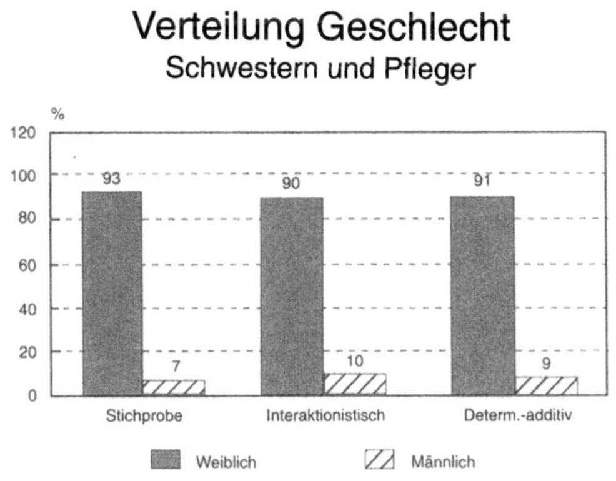
Verteilung Geschlecht
Schwestern und Pfleger
%
120
100
80
60
40
20
0
93
90
91
7
10
9
Stichprobe
Interaktionistisch
Determ.-additiv
Weiblich
Männlich

Abb. 4

7.7 Auswertung der Fragebögen

7.7.1 Faktorenanalyse

Dem statistischen Verfahren der Faktorenanalyse liegt ein linear additives Modell zugrunde, das die latente Variable mit Gewichten bestimmt, die sich aus den empirischen Daten ableiten[134]. Die latente Variable wird aus den Indikatoren, die miteinander korrelieren, errechnet. Durch diese Reduktion der Indikatoren auf wenige Faktoren wird die Analyse und Auswertung des Fragebogens erheblich erleichtert. Die Faktorenanalyse errechnete von den 24 Indikatoren des Fragebogens bezüglich Arbeitsanforderungen, Arbeitsumstände und Arbeitsbedingungen drei Faktoren. Sie erklären 44% der in der Korrelationsmatrix der Indikatoren für Ärzte enthaltenen Varianz, 40% der in der Korrelationsmatrix der Indikatoren für Diplomschwestern bzw. -pfleger und ebenfalls 40% der in der Korrelationsmatrix der Indikatoren für die Sanitätshilfsdienste enthaltenen Varianz.

7.7.1.1 Auswertung Ärztinnen und Ärzte

Die Indikatoren, die die erste latente Variable bei den Ärzten messen, bestehen aus den Fragen zur Diagnosestellung, zur Medikation, dem Besprechen von Therapievorschlägen bzw. -änderungen mit Vorgesetzten, der Weisungsgebundenheit, der Organisation und Durchführung von Operationen, der Dokumentation des Krankheitsverlaufes, der Weiterbildung und der Mitbestimmung bei Neueinstellungen. Diese Indikatoren kennzeichnen vorwiegend die therapeutische Arbeit, weshalb dieser Faktor Therapiefaktor genannt wird.

Die zweite latente Variable wird aus den Fragen gebildet, die sich einerseits auf die Planung der Forschung beziehen, auf die Organisation des Arbeitsablaufes und -rhythmus, Versetzungen und Dienstvertragsverlängerung und andererseits auf die Auseinandersetzung mit Patientenfragen, die Patientenbetreuung und Forschung. Diese Indikatoren kennzeichnen die Arbeitsorganisation, Faktor 2 wird Arbeitsorganisationsfaktor genannt.

Die dritte latente Varibale stellt sich aus den Fragen nach der Kommunikation mit den Schwestern, mit Vorgesetzten und Kollegen zusammen. Faktor 3 heißt deshalb der Kommunikationsfaktor.

---

[134] Denz, H., Einführung in die empirische Sozialforschung. Ein Lern- und Arbeitsbuch mit Disketten. New York 1989, 114.

Der Punktewert für Faktor 1 erhält bei den ÄrztInnen mit interaktionistischer Form des Kontrollbewußtseins auf der Skala von 1 bis 5 (1 = sehr frei, 2 = eher frei, 3 = unentschieden, 4 = eher eingeschränkt und 5 = sehr eingeschränkt) den Durchschnittswert 2,1, für Faktor 2 den Durchschnittswert 3,3 und Faktor 3 den Durchschnittswert 3.

Bei den ÄrztInnen mit der deterministisch-additiven Form des Kontrollbewußtseins beträgt der Duchschnittswert des Punktewertes für den Therapiefaktor 2,3, für den Organisationsfaktor 3,2 und für den Kommunikationsfaktor 2,7.

7.7.1.2 Auswertung Diplomschwestern und -pfleger

Die Indikatoren, die die erste latente Variable bei den Diplomschwestern bzw. -pflegern messen, bestehen aus den Fragen, die sich auf die Organisation des Arbeitsablaufes und -rhythmus beziehen, auf die Krankenpflege im Hinblick auf Verwaltungsaufgaben, Schreibarbeit, Organisation von Untersuchungen und Dokumentation von Krankheitsverlauf und Therapie der Patienten, Weisungsgebundenheit, Personalstand und Weiterbildung. Der Faktor 1 heißt Arbeitsorganisationsfaktor.

Die zweite latente Variable wird aus den Fragen gebildet, die sich auf das Gespräch über Untersuchungen, Operationen und Therapien von Patienten mit Ärzten beziehen, auf das allgemeine Gespräch mit den Ärzten und Kolleginnen und Kollegen und die Zusammenarbeit mit ihnen. Dieser Faktor heißt Therapiefaktor.

Die dritte latente Variable besteht aus den Fragen nach dem Gespräch mit den Patienten. Dieser Faktor heißt Kommunikationsfaktor.

Der Punktewert für Faktor 1 erhält bei den Diplomschwestern bzw. -pflegern mit interaktionistischer Form des Kontrollbewußtseins auf der Skala von 1 bis 5 (1 = sehr frei, 2 = eher frei, 3 = unentschieden, 4 = eher eingeschränkt und 5 = sehr eingeschränkt) den Durchschnittswert 2,6, für den Faktor 2 den Durchschnittswert 2,5 und für Faktor 3 den Durchschnittswert 2,7.

Bei den Diplomschwestern bzw. -pflegern mit der deterministisch-additiven Form des Kontrollbewußtseins beträgt der Durchschnittswert des Punktewertes für den Arbeitsorganisationsfaktor 2,8, für den Therapiefaktor 2,2 und für den Kommunikationsfaktor 2,7.

7.7.1.3 Auswertung Sanitätshilfsdienste

Die Indikatoren, die die erste latente Variable bei den Sanitätshilfsdiensten messen, bestehen aus den Fragen bezüglich Untersuchungs-, Therapie- und Behandlungsvorschlägen gegenüber Ärzten und Diplomschwestern bzw. -pflegern, der Zusammenarbeit mit den Ärzten, der Weisungsgebundenheit gegenüber Ärzten und Diplomschwestern bzw. -pflegern und der Mitsprache bei Versetzungen und Dienstvertragsverlängerungen. Der Faktor 1 heißt Therapiefaktor.

Die zweite latente Variable wird aus den Fragen gebildet, die sich auf den Arbeitsrhythmus und -ablauf beziehen, die Gespräche mit den Patienten und Kollegen und auf den Personalstand. Dieser Faktor heißt Arbeitsorganisationsfaktor.

Der Punktewert für Faktor 1 erhält bei den Sanitätshilfsdiensten mit interaktionistischer Form des Kontrollbewußtseins auf der Skala von 1 bis 5 (1 = sehr frei, 2 = eher frei, 3 = unentschieden, 4 = eher eingeschränkt und 5 = sehr eingeschränkt) den Durchschnittswert 2,7 und für den Faktor 2 den Durchschnittswert 2,3.

Bei den Sanitätshilfsdiensten mit der deterministisch-additiven Form des Kontrollbewußtseins beträgt der Duchschnittswert des Punktewertes für den Therapiefaktor 3,1, für den Arbeitsorganisationsfaktor 2,4. Hier gibt es keinen Kommunikationsfaktor.

7.7.2 Interpretation der Faktorenanalyse

Die Faktorenanalyse der subjektiven Angaben zu Arbeitsanforderungen, -umständen und -bedingungen ergibt bezüglich objektiver Aussagen über die Arbeitswelt bis auf den Kommunikationsfaktor der Ärzte keine weiteren Erkenntnisse.

Jeweils zwei Indikatoren des Kommunikationsfaktors der Ärzte stehen zueinander in einem umgekehrten Verhältnis. Die Indikatoren bezüglich des Freiheitsgrades, Untersuchungen und Therapien zu verändern, bzw. Operationen abzusetzen, mit Vorgesetzten zu besprechen – die Indikatoren der hierarchischen Kontrolle –, stehen den Indikatoren bezüglich des Freiheitsgrades mit Kollegen und Schwestern sprechen zu können – den Indikatoren egalitärer Kommunikation –, folgendermaßen gegenüber:

Je höher der Wert der Indikatoren der hierarchischen Kontrolle, desto niedriger ist der Wert der Indikatoren der egalitären Kommunikation. D.h. die Ärzte, die in der Hierarchie der Standesordnung im Krankenhaus mit ihren Vorgesetzten sehr frei sprechen können, haben in der Kommunikation mit ihren Kollegen und den unter- und nachgeordneten Diplomschwestern und -pflegern Schwierigkeiten mit der Kommunikation. Umgekehrt haben die Ärzte, die mit den Kollegen und Schwestern bzw. Pflegern frei sprechen können, Schwierigkeiten, dies auch mit ihren Vorgesetzten tun zu können. Wir stehen hier vor einem Kommunikationsproblem, das durch die Hierarchie der ÄrztInnen bedingt ist und sich bei den Diplomschwestern bzw. -pflegern und SHDs nicht findet.

8 Korrelationen zwischen den dominanten Formen des Kontrollbewußtseins und der objektiven Umwelt

Dem standardisierten Fehlbetrag pro Klinik wird die Verteilung der dominanten Formen des interaktionistischen und deterministisch-additiven Kontrollbewußtseins dieser Klinik gegenübergestellt. Der standardisierte Fehlbetrag errechnet sich je aus dem Personalbedarf der Gruppe (ÄrztInnen mit den Zahlen der Personalbedarfsplanung der VAMED-Studie plus den Zahlen der Analyse der Dienstzeitregelung des „Ärztemodell Tirol" im Hinblick auf das Gesamtärztepersonal der Universitätskliniken, Diplompflegepersonal und Sanitätshilfdienste mit den Zahlen der Personalbedarfsplanung der VAMED-Studie), pro IST-Stand an ÄrztInnen, Diplompflegepersonal und SHD mal 100.

Dabei korreliert der Personalbedarf pro Klinik mit den dominanten interaktionistischen und deterministisch-additiven Formen des Kontrollbewußtseins bei den ÄrztInnen in der Höhe von 0,172, bei den Diplomschwestern und -pflegern in der Höhe von –0,139 und bei den SHDs in der Höhe von –0,098.

Für das soziale Verhalten bedeutet dies, daß bei den Diplomschwestern und -pflegern und bei den SHDs der Personalbedarf Einfluß auf die dominante Form des Kontrollbewußtseins hat. D.h., daß der Abbau des Personalbedarfes bei den Diplomschwestern und -pflegern und SHDs das Sozialverhalten in Richtung der interaktionistischen Form des Kontrollbewußtseins begünstigt. Will man also bei den Diplomschwestern und -pflegern und SHDs durch strukturelle Veränderungen zur Hebung des Anteiles der interaktionistischen Form des Kontrollbewußtseins beitragen, ist der Personalbedarf mit zu berücksichtigen.

Das Sozialverhalten der ÄrztInnen zeigt keine derartige Abhängigkeit vom Personalbedarf. Der übergeordneten Stellung der Ärztin und des Arztes in der Krankenhaushierarchie, der schlechten Kommunikationsstruktur und den Persönlichkeitsstrukturen der

Ärztinnen und Ärzte, ihrer Motivation und Arbeitseinstellung kommt wesentlich mehr Gewicht und Einfluß in bezug auf das Kontrollbewußtsein zu, als eine Verringerung des Personalbedarfes dies könnte.

Keine Korrelation besteht zwischen Zugehörigkeit zu einer dominanten Form des Kontrollbewußtseins und Berufsjahren, Dienstverhältnis und -vertrag.

9 Schlußbemerkungen

Ausgangspunkt dieser Überlegungen ist die Anzahl (> 50% der Sequenzen eines Interviews mit interaktionistischem Kontrollbewußtsein, 25–40% bzw. 20–40% der Sequenzen eines Interviews mit IF) und die Verteilung der Sequenzen mit interaktionistischem Kontrollbewußtsein auf ÄrztInnen, Diplomschwestern und -pfleger (DS und DPf) und SHD, wie sie folgende Tabelle in der Übersicht darstellt.

Sequenzen IF	ÄrztInnen	DS und DPf	SHD
> 50% IF	17,3%	12%	7,5%
25–40% IF	33%		
20–40% IF		37%	41%

Aus dieser Tabelle ist ersichtlich, daß bei 7,4% der Sanitätshilfsdienste, bei 12% der Diplomschwestern und -pfleger und bei 17,3% der ÄrztInnen die interaktionistische Form des Kontrollbewußtseins die dominante ist. Diese findet sich darüber hinaus bei einem Drittel der ÄrztInnen in 25 bis 40% der Sequenzen, in 37% der Sequenzen der Interviews mit Diplomschwestern und -pflegern in der Höhe von 20 bis 40% und ebenfalls in dieser Höhe bei 41% der Sanitätshilfsdienste. In 12% der Sequenzen der ÄrztInnen, 18% der Sequenzen der Diplomschwestern und -pfleger und 19,4% der Sequenzen der Sanitätshilfsdienste findet sich kein Anteil an der interaktionistischen Form des Kontrollbewußtseins.

An diesem Punkt unserer sozialempirischen Untersuchung ist es erlaubt zu fragen, wie die Bildung eines interaktionistischen Kontrollbewußtseins bei den ÄrztInnen, Schwestern, Pflegern und SHDs gefördert werden kann. Wird die große Mehrheit des Kontrollbewußtseins an der Klinik durch einseitige Determinationen, wo sich Außeneinflüsse mit inneren Kontrollvorstellungen für das Handeln und Verhalten der Personen abwechseln, bestimmt, so ist diese Tatsache Ausdruck bestimmter sozialer Strukturen der Klinik. Die hierarchische Struktur der Klinik, die die Kommunikation mit in der Hierarchie nach- bzw. übergeordneten Personen verhindert, und die in den Personalbedarfsrechnungen zum Ausdruck kommenden hohen Arbeitsbelastungen korrelieren bei den Diplomschwestern und -pflegern und SHDs mit deterministisch-additiven Kontrollvorstellungen.

Stellt die deterministisch-additive Form des Kontrollbewußtseins mit zwei Drittel die Mehrheit des dominanten Kontrollbewußtseins, und halten wir uns vor Augen, was dies für das soziale Handeln an der Klinik bedeutet, so ist auch klar, daß eine Verbesserung des Sozialverhaltens nur über eine Verbesserung der Kommunikationsstrukturen, eine Veränderung der hierarchischen Klinikstrukturen hin zu Strukturen von partnerschaftlichen Arbeitsgruppen und entsprechenden Personalstellen erzielt werden kann.

Dennoch ist festzuhalten, daß der einflußreichste Faktor auf die Bildung des Kontrollbewußtseins durch die Persönlichkeitsstruktur der ÄrztInnen, Schwestern, Pfleger und Sanitätshilfsdienste selbst gegeben ist.

Veränderungen im Verhalten des Kontrollbewußtseins werden durch Veränderungen der sozialen Strukturen möglich, die Veränderungen entgegenstehen. Ist es die Erfahrung der Schwestern, sich von den ÄrztInnen „alles gefallen lassen zu müssen" und „kein Verständnis zu erhalten", wird nur in der Veränderung der sozialen Ordnungsstruktur von der starren Hierarchie hin zu partnerschaftlichen Organisationsstrukturen, in denen sich ärztliches und pflegerisches Personal einer Abteilung oder Station gemeinsam als menschliche Arbeitsgruppe erfährt, eine Veränderung der Arbeitswelt möglich sein. Da der Persönlichkeitsfaktor für die Ausbildung des Kontrollbewußtseins von so großer Bedeutung ist, nützt es aber sehr wenig, wenn gesetzliche Regelungen wie das 1993 novellierte Krankenanstaltengesetz von „kollegialer Führung" spricht und ein Großteil der ÄrztInnen aber der Überzeugung ist, daß „die Hierarchie so wie sie ist, prinzipiell in Ordnung ist". Die auf Stärkung der Kommunikation und wechselseitigen Interaktionen zielenden gesetzlichen Vorschriften der 1993 beschlossenen Novelle zum Krankenanstaltengesetz – die Stärkung der Patientenrechte, Verankerung der psychologischen und psychotherapeutischen Versorgung, Dienstbesprechungen, Supervision des ärztlichen und pflegerischen Personals, die Qualitätssicherung und Schaffung von Ethikkommissionen mit besonderen Standards – haben in einer Sozialstruktur mit dominantem deterministisch-additivem Kontrollbewußtsein wenig Grundlage zu einer Verwirklichung.

Es ist der Persönlichkeitsfaktor, der das Verhalten und Kontrollbewußtsein der ÄrztInnen, Schwestern, Pfleger und Sanitätshilfsdienste in besonderer Weise prägt. Arbeitszeitregelungen, Abbau des Personalbedarfes durch genügend zusätzliche Stellen und Neuorganisation der Kliniken in Abteilungen sind notwendige Veränderungen in der Sozialstruktur der Klinik. Veränderungen im Kontrollbewußtsein sind aber nur zu erwarten, wenn die klinikinterne Sozialisation interaktionistische Verhaltensweisen erlernen läßt und sie strukturell auch verankert werden.

Mit Arbeitsbelastung, mit der Hierarchie und ihrer schlechten Kommunikation können Schwestern, Pfleger und Sanitätshilfsdienste schlechter umgehen, als dies die Ärztinnen und Ärzte vermögen. Die universitäre Ausbildung garantiert dem Arzt einen oberen Platz im hierarchischen Aufbau der Klinik, der soziale Status der Ärztin und des Arztes ist sehr hoch. Der Beitrag der universitären Ausbildung zur Entwicklung eines interaktionistischen Kontrollbewußtseins ist jedoch sehr gering. Es bleibt zu vermuten, daß die primäre Sozialisation, wie z.B. Kommunikationsstrukturen in der Familie dafür verantwortlich sind, daß die interaktionistische Form des Kontrollbewußtseins überhaupt und tatsächlich in der Klinikwelt vertreten ist. Die berufliche Sozialisation leistet zur Entwicklung eines interaktionistischen Kontrollbewußtseins anscheinend nur mehr einen sehr geringen Beitrag. In diesem Zusammenhang kann auch für die Sanitätshilfsdienste, Schwestern und Pfleger gelten, was Siegrist den ÄrztInnen zum Thema „Lernen am Modell" sagt: Wie ein promovierter Mediziner zu einem Arzt wird, wie seine berufliche Sozialisation aussieht, wie er berufliche Normen verinnerlicht, die seine Beziehung zum Patienten, zu Berufskollegen, zu Mitgliedern anderer Gesundheitsberufe leiten, wie er die Fähigkeit erlangt, Entscheidungen zu treffen, diese in Handlungen umzusetzen und persönlich zu verantworten, wie er seine Interaktionskompetenz gegenüber Patienten schult und die Befähigung zum Aushalten extremer (vorwiegend psychischer) Belastungen erhält sowie Affektkontrolle lernt, dieser Prozeß des Modell-Lernens wird von den akademisch und klinisch Lehrenden weder systematisch reflektiert, noch gibt es anerkannte und verbreitete Forschungsergebnisse zur Entwicklung professionellen Handelns in der universitären und nachuniversitären ärztlichen Ausbildung[135].

Solange die Hauptdimension des Sozialisationsprozesses der ärztlichen Aus- und Weiterbildung in der Aneignung von Basiswissen und -fertigkeiten für die berufliche Tätigkeit besteht[136] – und dasselbe gilt in unterschiedlichem Maße für alle Gesundheitsberu-

---

[135] Siegrist, J., Medizinische Soziologie. München 1988, 200.
[136] Ebd. 219.

fe –, steht deren Anwendung, d.h. die Technologie, im Vordergrund. Die Technologie der Medizin bedeutet eine Typisierung des Leibes zur biochemischen Maschine und dadurch eine Standardisierung der Krankheiten zu Fällen. Werden menschliche Beziehungen – sei es die Arzt-Patient-Beziehung, die Beziehung der Ärzte untereinander, zum Pflegepersonal etc. – unter diesem Aspekt der Verdinglichung erfaßt und personenbezogene Arbeitsprozesse entindividualisiert, sind sie der kritischen Verständigung entzogen[137].

Der Mensch ist immer zugleich Objekt und Subjekt seiner Umwelt, die Persönlichkeit des interaktionistischen Paradigmas verhält sich als aktiv und reaktiv zugleich, die dialektische Sicht einer permanenten Dynamik des Austausches von „Innerem" und „Äußerem" kennzeichnet die innerpsychische Dynamik und Personen mit dieser Form des Kontrollbewußtseins ist es auf der Grundlage des kommunikativen Selbstes auch möglich, das dialektische Anderssein von Technik und Mensch in die Tat umzusetzen. Das Bewußtsein, nicht nur beeinflußbar von der Technik sondern zugleich auch beeinflussend mit ihren Mitteln die Umwelt gestalten zu können und Interaktion als reziprokes wechselseitiges intraindividuelles Beziehungsmuster kennzeichnen das interaktionistische Kontrollbewußtsein.

Der sozialempirische Ausgangspunkt dieser Untersuchung war die Frage, welche Faktoren und Einflüsse von Personen und Umwelt in der Rekonstruktion einer Arbeitssituation von den betroffenen ÄrztInnen, Diplomschwestern und -pflegern und SHDs wahrgenommen und nach welchen Vorstellungen und Orientierungen diese Situation bewältigt wird.

Über die tatsächlich gelebten subjektiven Kontrollkonzepte, die getroffenen Wertungen eigenen und fremden Handelns und die Reflexionen über die Beziehungsmuster in der Arbeitswelt Krankenhaus Klarheit zu erhalten, ist auch ein Grundanliegen der Ethik in der Medizin.

Der ethische Diskurs, d.h. das offene Gespräch, wo konkurrierende Handlungsorientierungen zur Sprache gebracht und besprochen werden können, hat ein interaktionistisches Kontrollbewußtsein der Diskursteilnehmer zur notwendigen Voraussetzung. Dieses ermöglicht, in einen Diskurs einzutreten, durch vernünftige Argumente zu überzeugen und sich selbst durch solche überzeugen zu lassen. Seine moralische Urteilsfähigkeit nimmt die verschiedenen Orientierungen der Diskursteilnehmer wahr und kann sie rekon-

137 Ridder, P., Tod und Technik: Sozialer Wandel in der Medizin, in: Soziale Welt 34 (1983) 110–119, 112.

struieren, es unterscheidet eigene und fremde Geltungsansprüche und nimmt sämtliche wahrgenommenen Orientierungen gleich ernst[138]. Das interaktionistische Kontrollbewußtsein stellt die Möglichkeitsbedingung des ethischen Diskurses im Krankenhaus dar.

Die vorliegende Untersuchung kommt an ihre Grenze festzustellen, ob zwischen eigenen bzw. zu eigen gemachten und fremden Ansprüchen unterschieden wird, sie alle gleich ernst genommen oder in eine Rangordnung gebracht, gewichtet und unter Umständen auch verändert werden, egozentrisch oder soziozentrisch kluge Kompromisse angestrebt oder gegebene Handlungsorientierungen nicht mehr als Gegebenheiten hingenommen, sondern anhand allgemein zustimmungswürdiger Grundsätze kritisch eingeschätzt und teilweise transformiert werden[139].

Jedoch ist schon anhand der in dieser Arbeit angeführten Interviewausschnitte ersichtlich, daß sich ÄrztInnen, Diplomschwestern und -pfleger sowie die SHDs sehr viele Gedanken über grundlegende ethische Probleme im Krankenhausbetrieb machen. Dies verweist zunächst auf ein Grundproblem im Selbstverständnis der Ethik in der Medizin: Der ethische Diskurs ist nicht Sache einiger weniger Fachleute, die in Kommissionen, Seminaren und Veröffentlichungen medizinethische Themen diskutieren und lösen. Der ethische Diskurs geht alle an.

Das interaktionistische Kontrollbewußtsein, die Fähigkeit, die Perspektive eines anderen wahrzunehmen und in der Reflexion über eigene oder fremde Kontrollevaluationen nachzudenken, sind ein soziales Faktum in der Arbeitswelt des Krankenhauses.

Ein sehr hoher Reflexivitätsgrad, d.h. Verdeutlichung der eigenen Wertungen und Urteile anhand von Beispielen und logisch kohärente Argumentation – in unserer Untersuchung als „sehr distanzierte" Reflexivität bezeichnet –, ist wiederum in charakteristischer Weise mit einem interaktionistischen Kontrollbewußtsein verbunden.

Über die Verteilung „sehr distanzierter" Reflexivität in Prozent der Sequenzen des jeweiligen Kontrollbewußtseins (IF, DAF) gibt die folgende Tabelle einen Überblick.

Reflexivität	ÄrztInnen	DS und DPf	SHD
IF	57%	42%	36%
DAF	33%	25%	14%

[138] Hoff, E.-H., Lempert, W., Lappe, L., Persönlichkeitsentwicklung in Facharbeiterbiographien, Bern 1991, 185ff.

[139] Ebd.

In deterministisch-additiven Formen des Kontrollbewußtseins werden fast um die Hälfte weniger Reflexionen mit großer Reflexivität vorgebracht, als dies in den entsprechenden interaktionistischen Formen der Fall ist.

Ethische Reflexivität zu fördern, kann also nur im Zusammenhang der Förderung interaktionistischer Formen des Kontrollbewußtseins gelingen. Wie bereits festgestellt, sind hierfür strukturelle Veränderungen – wie z.B. im Personalbereich, Kommunikations- und Organisationsstrukturen – zusammen mit der Entwicklung der sozialen und persönlichen Qualitäten der Gesundheitsberufe anzustreben.

In der Ethik in der Medizin geht es in besonderem Maße um Handlungsalternativen, die die menschliche Beziehungsqualität von Entscheidungsfreiheit und Eigenverantwortung, von Selbstbestimmung und Selbstkontrolle fördern und somit die Personenwürde des Menschen verwirklichen helfen und für alle Beteiligten erfahrbar machen. Am ethischen Diskurs im Krankenhaus, d.h. am offenen Gespräch, wo konkurrierende Handlungsorientierungen zur Sprache gebracht und besprochen werden können, sind alle Betroffenen – ÄrztInnen, Schwestern, Pfleger, PatientInnen, Angehörige, SozialarbeiterInnen, PsychologInnen, SeelsorgerInnen, EthikerInnen, etc. – beteiligt. Die selbstverständliche Einbeziehung aller Beteiligten in den ethischen Diskurs führt zu einer Zunahme des Engagements für die Probleme der Ethik in der Medizin und fördert die Entwicklung von persönlichen und sozialen Fähigkeiten. Werden arbeitsbezogene ethische Probleme im offenen Gespräch diskutiert, Lösungsmöglichkeiten und Veränderungen gemeinsam und konsensorientiert erarbeitet, stärkt dies die persönliche Bereitschaft, Verantwortung zu tragen und schwächt sie nicht.[140]

Die eigenverantwortliche Ausführung der Tätigkeiten des ärztlichen Berufes dient oft als Argument gegen eine gleichberechtigte Mitbeteilung aller Betroffenen am ethischen Diskurs. Die asymmetrische Kompetenz- und Kommunikationsverteilung wird im Namen der ärztlichen Eigenverantwortung aufrechterhalten. Die Sozialstruktur der ärztlichen Hierarchie im Krankenhaus – siehe Ergebnisse der Faktorenanalyse – bestimmt nicht nur Art sondern oft auch Inhalt der Kommunikation.

---

[140] Flodell, Ch., Mitbestimmung am Arbeitsplatz und ihr Einfluß auf die Arbeitsorientierung, in: Klipstein, M. von, Strümpel, B. (Hrsg.), Gewandelte Werte – Erstarrte Strukturen. Wie die Bürger Wirtschaft und Arbeit erleben. Bonn 1985, 179–188, 180f.

Ein offener ethischer Diskurs aller Beteiligten ist in sozialen Organisationsstrukturen, die sich durch einen klar geregelten hierarchischen Aufbau auszeichnen, bei dem die Kompetenz und die Verantwortung deutlich abgegrenzt und die jeweiligen Leistungsspannen entsprechend einer Managementtheorie[141] definiert sind, nicht zu erwarten. In einer ärztlichen Sozialisation, die auf das Funktionieren des Systems aufgebaut ist, stellt die Verdinglichung menschlicher Beziehungen kein Problem dar. Wie soll aber ein derart sozialisierter Arzt dem Informationsbedürfnis des Patienten, der das persönliche Gespräch gegen die Verdinglichung seiner Person benötigt, entsprechen können? Wie soll ein Arzt, der selber nicht verarbeiten und werten kann, den Patienten derart informieren können, daß er selbst bestimmt?

Eine Organisationsstruktur entsprechend einer Reihe von menschlichen Arbeitsgruppen, in denen arbeitsbezogene ethische Probleme herrschaftsfrei und konsensorientiert diskutiert werden können, wird den ethischen Diskurs fördern. Dabei geht es um den Umgang mit Information über Diagnose, Prognose und Therapie, um ganzheitliche Patientenbetreuung, um den Umgang mit der „Wahrheit am Krankenbett", um die Kommunikation zwischen Vertretern einzelner sehr spezialisierter Fachrichtungen ebenso wie um Fragen der Planung und Durchführung von Medikamentenforschung und Humanexperimenten, Grenzen der Intensivmedizin, Ausweitung diagnostischer Verfahren, Kriterien der Organtransplantation und Organspenden, die Problematiken der Todesfeststellung, Euthanasie, Abtreibung, Gentherapie und vieler anderer Bereiche des ethischen Diskurses in der Medizin.

Für diesen Diskurs wie für jede Arbeitsorganisation gelten, daß Kooperationsfähigkeit zum einen die innere Bereitschaft der Beteiligten, zum anderen aber auch einen strukturellen Rahmen voraussetzt.[142] Gemeinsame Besprechungen zwischen ÄrztInnen und Pflegepersonal vor den Visiten, ein patientenorientiertes Visitengespräch und wiederum eine gemeinsame Visitenauswertung im Arbeitsteam, sind Beispiele für Strukturelemente des ethischen Diskurses, ebenso wie regelmäßige Besprechungen der Stations- und Forschungsteams den ethischen Diskurs im Krankenhaus institutionalisieren helfen.

In der Ethik geht es wesentlich um Werturteile über und in menschlichen Beziehungen. Am ethischen Diskurs im Krankenhaus sind daher alle im Krankenhaus arbeitenden Menschen betei-

---

[141] Hoefert, H.-W., Der Mensch in der Organisation. Gießen 1985, 28.
[142] Siegrist, J., Medizinische Soziologie. München 1988, 19f.

ligt. Jeder hat seinen persönlichen Beitrag zu leisten und jeder Beteiligte hat ein Recht auf selbstverständliche Teilnahme an diesem Diskurs.

Anhang

Fragebogen Ärztinnen und Ärzte

Alter	Jahre: ________
Berufsjahre	Jahre: ________
Geschlecht	❑ weiblich ❑ männlich
Funktion	❑ Ordinarius ❑ Facharzt mit Habilitation ❑ Facharzt ohne Habilitation ❑ Assistent in Ausbildung ❑ Turnusarzt ❑ Stationsschwester/-pfleger ❑ Diplomschwester/-pfleger ❑ Sanitätshilfsdienst genaue Berufsbezeichnung: ____________________________
Dienstverhältnis	❑ zum Bund ❑ zum Land
Dienstvertrag	❑ begrenzt/provisorisch ❑ definitiv

1. Arbeitsanforderungen Ärzte

	Beurteilung				
	sehr frei	eher frei	unentschieden	eher eingeschränkt	sehr eingeschränkt
Was die Diagnose der Patienten betrifft, wie frei bzw. eingeschränkt sind Sie:					
in der mündlichen Exploration	❑	❑	❑	❑	❑
bei der manuellen Untersuchung	❑	❑	❑	❑	❑
bei technischen Untersuchungen?	❑	❑	❑	❑	❑
Wie frei bzw. eingeschränkt sind Sie in der Medikation?	❑	❑	❑	❑	❑
Wie frei bzw. eingeschränkt sind Sie in der Organisation von Operationen?	❑	❑	❑	❑	❑
Wie frei bzw. eingeschränkt sind Sie bei der Planung oder Durchführung von Operationen?	❑	❑	❑	❑	❑
Wie frei bzw. eingeschränkt sind Sie bei der Dokumentation des Krankheitsverlaufes?	❑	❑	❑	❑	❑
Wie frei bzw. eingeschränkt sind Sie, eigene Therapievorschläge mit den Vorgesetzten zu besprechen?	❑	❑	❑	❑	❑
Wenn Sie der Meinung sind, eine Therapie ist falsch, gehört geändert, oder abgesetzt, wie frei bzw. eingeschränkt können Sie dies mit den Vorgesetzten besprechen?	❑	❑	❑	❑	❑
Wenn Sie der Meinung sind, daß eine geplante Untersuchung, Operation oder Therapie dem Patienten gar nichts mehr bringt, wie frei bzw. eingeschränkt sind Sie, dies mit dem Vorgesetzten zu besprechen?	❑	❑	❑	❑	❑

	Beurteilung				
	sehr frei	eher frei	unentschieden	eher eingeschränkt	sehr eingeschränkt
Wenn im ganzen Behandlungsablauf etwas durcheinandergeht, nicht stimmt oder falsch läuft, wie frei bzw. eingeschränkt sind Sie, Korrekturen vorzuschlagen?	❑	❑	❑	❑	❑
Wie frei bzw. eingeschränkt sind Sie zeitlich, Gespräche mit den Patienten zu führen?	❑	❑	❑	❑	❑
Wie frei bzw. eingeschränkt sind Sie, auf Patientenfragen einzugehen?	❑	❑	❑	❑	❑
Wie frei bzw. eingeschränkt sind Sie, neben der Patientenbetreuung noch zu forschen?	❑	❑	❑	❑	❑
Wie frei bzw. eingeschränkt sind Sie in der Planung Ihrer Forschung?	❑	❑	❑	❑	❑
Wie frei bzw. eingeschränkt sind Sie, die Ihnen zur Ausbildung Anvertrauten entsprechend Ihren Vorstellungen auszubilden?	❑	❑	❑	❑	❑

2. Arbeitsumstände – Arbeitsbedingungen Ärzte

Wie frei bzw. eingeschränkt sind Sie, Ihren Arbeitsrhythmus zu gestalten?	❑	❑	❑	❑	❑
Wie frei bzw. eingeschränkt sind Sie infolge der Weisungsgebundenheit?	❑	❑	❑	❑	❑
Wie frei bzw. eingeschränkt sind Sie, sich Ihren Arbeitsablauf zu organisieren?	❑	❑	❑	❑	❑

	Beurteilung				
	sehr frei	eher frei	unentschieden	eher eingeschränkt	sehr eingeschränkt
Wie frei bzw. eingeschränkt sind Sie, bei der Einstellung neuer KollegenInnen mitzubestimmten?	❑	❑	❑	❑	❑
Wie frei bzw. eingeschränkt sind Sie, im Haus bei Versetzungen – einschließlich Ihrer eigenen – und Dienstvertragsverlängerungen mitreden zu können?	❑	❑	❑	❑	❑
Wie frei bzw. eingeschränkt sind Sie, Ihre eigene Weiterbildung an der Klinik zu gestalten?	❑	❑	❑	❑	❑
Wie frei bzw. eingeschränkt sind Sie, mit Ihren KollegenInnen zu sprechen?	❑	❑	❑	❑	❑
Wie frei bzw. eingeschränkt sind Sie, mit den Schwestern zu sprechen?	❑	❑	❑	❑	❑

Fragebogen Diplomschwestern und -pfleger

Alter Jahre: ________

Berufsjahre Jahre: ________

Geschlecht

- ❑ weiblich
- ❑ männlich

Funktion

- ❑ Ordinarius
- ❑ Facharzt mit Habilitation
- ❑ Facharzt ohne Habilitation
- ❑ Assistent in Ausbildung
- ❑ Turnusarzt

- ❑ Stationsschwester/-pfleger
- ❑ Diplomschwester/-pfleger
- ❑ Sanitätshilfsdienst
  genaue Berufsbezeichnung:
  ____

Dienstverhältnis

- ❑ zum Bund
- ❑ zum Land

Dienstvertrag

- ❑ begrenzt/provisorisch
- ❑ definitiv

1. Arbeitsanforderungen Schwestern/Pfleger

	Beurteilung				
	sehr frei	eher frei	unentschieden	eher eingeschränkt	sehr eingeschränkt
Wie frei bzw. eingeschränkt sind Sie, die Pflege der Patienten entsprechend Ihren Überzeugungen durchzuführen?	❑	❑	❑	❑	❑
Wie frei bzw. eingeschränkt sind Sie in Ihrer Krankenpflege im Hinblick auf Verwaltungsaufgaben und Schreibarbeit?	❑	❑	❑	❑	❑
Wie frei bzw. eingeschränkt sind Sie in der Pflege im Hinblick auf die Organisation von Untersuchungen?	❑	❑	❑	❑	❑
Wie frei bzw. eingeschränkt sind Sie in der Pflege im Hinblick auf die Dokumentation von Krankheitsverlauf und Therapie der Patienten?	❑	❑	❑	❑	❑
Wie frei bzw. eingeschränkt sind Sie durch nichtpflegerische, eigentlich medizinische Tätigkeiten?	❑	❑	❑	❑	❑
Wie frei bzw. eingeschränkt sind Sie, eigene Therapievorschläge mit den Ärzten zu besprechen?	❑	❑	❑	❑	❑
Wenn Sie der Meinung sind, eine Therapie ist falsch, gehört geändert, oder abgesetzt, wie frei bzw. eingeschränkt können Sie dies mit den Ärzten besprechen?	❑	❑	❑	❑	❑
Wenn Sie der Meinung sind, daß eine geplante Untersuchung, Operation oder Therapie dem Patienten gar nichts mehr bringt, wie frei bzw. eingeschränkt sind Sie, dies mit den Ärzten zu besprechen?	❑	❑	❑	❑	❑

	Beurteilung				
	sehr frei	eher frei	unentschieden	eher eingeschränkt	sehr eingeschränkt
Wenn im ganzen Behandlungsablauf etwas durcheinandergeht, nicht stimmt oder falsch läuft, wie frei bzw. eingeschränkt sind Sie, Korrekturen vorzuschlagen?	❑	❑	❑	❑	❑
Wie frei bzw. eingeschränkt sind zeitlich, Gespräche mit den Patienten zu führen?	❑	❑	❑	❑	❑
Wie frei bzw. eingeschränkt sind Sie, auf Patientenfragen einzugehen?	❑	❑	❑	❑	❑
Wie frei bzw. eingeschränkt sind Sie durch den Personalstand auf der Station bzw. in Ihrem Arbeitsbereich?	❑	❑	❑	❑	❑
Wie frei bzw. eingeschränkt sind Sie in der Zusammenarbeit mit den Ärzten?	❑	❑	❑	❑	❑
Wie frei bzw. eingeschränkt sind Sie, die Ihnen zur Ausbildung Anvertrauten entsprechend Ihren Vorstellungen auszubilden?	❑	❑	❑	❑	❑

2. Arbeitsumstände – Arbeitsbedingungen Schwestern/Pfleger

Wie frei bzw. eingeschränkt sind Sie, Ihren Arbeitsrhythmus zu gestalten?	❑	❑	❑	❑	❑
Wie frei bzw. eingeschränkt sind Sie infolge der Weisungsgebundenheit?	❑	❑	❑	❑	❑

	Beurteilung				
	sehr frei	eher frei	unent-schieden	eher eingeschränkt	sehr eingeschränkt
Wie frei bzw. eingeschränkt sind Sie, sich Ihren Arbeitsablauf zu organisieren?	❑	❑	❑	❑	❑
Wie frei bzw. eingeschränkt sind Sie, bei der Einstellung neuer KollegenInnen mitzubestimmten?	❑	❑	❑	❑	❑
Wie frei bzw. eingeschränkt sind Sie, im Haus bei Versetzungen – einschließlich Ihrer eigenen – und Dienstvertragsverlängerungen mitreden zu können?	❑	❑	❑	❑	❑
Wie frei bzw. eingeschränkt sind Sie, Ihre eigene Weiterbildung an der Klinik zu gestalten?	❑	❑	❑	❑	❑
Wie frei bzw. eingeschränkt sind Sie, mit Ihren KollegenInnen zu sprechen?	❑	❑	❑	❑	❑
Wie frei bzw. eingeschränkt sind Sie, mit den Ärzten zu sprechen?	❑	❑	❑	❑	❑

Fragebogen SHD

Alter Jahre: ______

Berufsjahre Jahre: ______

Geschlecht

- ❑ weiblich
- ❑ männlich

Funktion

- ❑ Ordinarius
- ❑ Facharzt mit Habilitation
- ❑ Facharzt ohne Habilitation
- ❑ Assistent in Ausbildung
- ❑ Turnusarzt

- ❑ Stationsschwester/-pfleger
- ❑ Diplomschwester/-pfleger
- ❑ Sanitätshilfsdienst
  genaue Berufsbezeichnung:

  ____

Dienstverhältnis

- ❑ zum Bund
- ❑ zum Land

Dienstvertrag

- ❑ begrenzt/provisorisch
- ❑ definitiv

1. Arbeitsanforderungen Sanitätshilfsdienste

	Beurteilung				
	sehr frei	eher frei	unentschieden	eher eingeschränkt	sehr eingeschränkt
Wie frei bzw. eingeschränkt sind Sie, Ihre Hilfsdienste entsprechend Ihren Überzeugungen durchzuführen?	❑	❑	❑	❑	❑
Wie frei bzw. eingeschränkt sind Sie in Ihrem Hilfsdienst im Hinblick auf Verwaltungsaufgaben und Schreibarbeit?	❑	❑	❑	❑	❑
Wie frei bzw. eingeschränkt sind Sie durch nichtpflegerische, eigentlich medizinische Tätigkeiten?	❑	❑	❑	❑	❑
Wie frei bzw. eingeschränkt sind Sie, Ihre Arbeit mit den Schwestern/Pflegern abzusprechen?	❑	❑	❑	❑	❑
Wie frei bzw. eingeschränkt sind Sie, eigene Behandlungsvorschläge mit den Schwestern/Pflegern zu besprechen?	❑	❑	❑	❑	❑
Wie frei bzw. eingeschränkt sind Sie, eigene Therapievorschläge mit den Ärzten zu besprechen?	❑	❑	❑	❑	❑
Wenn Sie der Meinung sind, eine Therapie ist falsch, gehört geändert, oder abgesetzt, wie frei bzw. eingeschränkt können Sie dies mit den Ärzten besprechen?	❑	❑	❑	❑	❑
Wenn Sie der Meinung sind, daß eine geplante Untersuchung, Operation oder Therapie dem Patienten gar nichts mehr bringt, wie frei bzw. eingeschränkt sind Sie, dies mit den Ärzten zu besprechen?	❑	❑	❑	❑	❑

	Beurteilung				
	sehr frei	eher frei	unent-schieden	eher	sehr eingeschränkt
Wenn im ganzen Behandlungsablauf etwas durcheinandergeht, nicht stimmt oder falsch läuft, wie frei bzw. eingeschränkt sind Sie, Korrekturen vorzuschlagen?	❑	❑	❑	❑	❑
Wie frei bzw. eingeschränkt sind Sie zeitlich, Gespräche mit den Patienten zu führen?	❑	❑	❑	❑	❑
Wie frei bzw. eingeschränkt sind Sie, auf Patientenfragen einzugehen?	❑	❑	❑	❑	❑
Wie frei bzw. eingeschränkt sind Sie durch den Personalstand auf der Station bzw. in Ihrem Arbeitsbereich?	❑	❑	❑	❑	❑
Wie frei bzw. eingeschränkt sind Sie in der Zusammenarbeit mit den Ärzten?	❑	❑	❑	❑	❑
Wie frei bzw. eingeschränkt sind Sie, die Ihnen zur Ausbildung Anvertrauten entsprechend Ihren Vorstellungen auszubilden?	❑	❑	❑	❑	❑

2. Arbeitsumstände – Arbeitsbedingungen Sanitätshilfsdienste

Wie frei bzw. eingeschränkt sind Sie in der Gestaltung Ihres Arbeitsrhythmus?	❑	❑	❑	❑	❑
Wie frei bzw. eingeschränkt sind Sie infolge der Weisungsgebundenheit?	❑	❑	❑	❑	❑
Wie frei bzw. eingeschränkt sind Sie, sich Ihren Arbeitsablauf zu organisieren?	❑	❑	❑	❑	❑

	Beurteilung				
	sehr frei	eher frei	unentschieden	eher eingeschränkt	sehr eingeschränkt
Wie frei bzw. eingeschränkt sind Sie, bei der Einstellung neuer KollegenInnen mitzubestimmten?	❑	❑	❑	❑	❑
Wie frei bzw. eingeschränkt sind Sie, im Haus bei Versetzungen – einschließlich Ihrer eigenen – und Dienstvertragsverlängerungen mitreden zu können?	❑	❑	❑	❑	❑
Wie frei bzw. eingeschränkt sind Sie, Ihre eigene Weiterbildung an der Klinik zu gestalten?	❑	❑	❑	❑	❑
Wie frei bzw. eingeschränkt sind Sie, mit Ihren KollegenInnen zu sprechen?	❑	❑	❑	❑	❑
Wie frei bzw. eingeschränkt sind Sie, mit den Ärzten zu sprechen?	❑	❑	❑	❑	❑

Literaturverzeichnis

Arbeitsgruppe Bielefelder Soziologen, Kommunikative Sozialforschung. München 1976.

Atteslander, P., Methoden der empirischen Sozialforschung. Berlin 1975.

Berger, P. L., Luckmann, T., Die gesellschaftliche Konstruktion der Wirklichkeit. Eine Theorie der Wissenssoziologie. Frankfurt 1969.

Denz, H., Einführung in die empirische Sozialforschung. Ein Lern- und Arbeitsbuch mit Disketten. New York 1989.

Flodell, Ch., Mitbestimmung am Arbeitsplatz und ihr Einfluß auf die Arbeitsorientierung, in: Klipstein, M. von, Strümpel, B. (Hg.), Gewandelte Werte – Erstarrte Strukturen. Wie die Bürger Wirtschaft und Arbeit erleben. Bonn 1985, 179–188.

Hoefert, H.-W., Der Mensch in der Organisation. Gießen 1985.

Hoff, E., Kontrollbewußtsein. Grundvorstellungen zur eigenen Person und Umwelt bei jungen Arbeitern, in: Kölner Zeitschrift für Soziologie und Sozialpsychologie 34 (1982) 316–339.

Hoff, E.-H., Berufliche Sozialisation. Zur Verbindung soziologischer und psychologischer Forschung, in: Hoff, E.-H., Lappe, L., Lempert, W. (Hrsg.) Arbeitsbiographie und Persönlichkeitsentwicklung. Bern 1985, 15–40.

Hoff, E.-H., Hohner, H.-U., Methoden zur Erfassung von Kontrollbewußtsein. Berlin 1992.

Hoff, E.-H., Lappe, L., Lempert, W. (Hrsg.), Arbeitsbiographie und Persönlichkeitsentwicklung. Bern 1985.

Hoff, E.-H., Arbeit, Freizeit und Persönlichkeit. Wissenschaftliche und alltägliche Vorstellungsmuster. Bern 1986.

Hoff, E.-H., Arbeit, Freizeit und Persönlichkeit. Wissenschaftliche und alltägliche Vorstellungsmuster. Heidelberg 1992.

Hoff, E.-H., Lappe, L., Lempert, W., Sozialisationstheoretische Überlegungen zur Analyse von Arbeit, Betrieb und Beruf, in: Soziale Welt 33 (1982) 508–536.

Hoff, E.-H., Lappe, L., Lempert, W. (Hrg.), Arbeitsbiographie und Persönlichkeitsentwicklung. Bern 1985.

Hoff, E.-H., Lempert, W., Lappe, L., Persönlichkeitsentwicklung in Facharbeiterbiographien, Bern 1991.

Hoffmann, P., Arbeitsbeanspruchung und -belastung von Frauen durch Nachtarbeit im Krankenhaus. Arbeiterkammer Wien 1993.

Kaplitzka, G., Die Stichprobe, in: Kurt Holm (Hrsg.) Die Befragung 1. München 1975, 136–186.

Kathan, B., „Mein sozialer Tic ist geheilt". Krankenschwestern sprechen über ihre Belastungen. Innsbruck 1991.

Kirschhofer-Bozenhardt, A. von Kaplitzka G., Das Interviewernetz, in: Kurt Holm (Hrsg.) Die Befragung 1. München 1975, 127–135.

Kohn, M. L., Arbeit und Persönlichkeit: Ungelöste Probleme der Forschung, in: Hoff, E.-H., Lappe, L., Lempert, W. (Hrsg.) Arbeitsbiographie und Persönlichkeitsentwicklung. Bern 1985, 41–73, 63f.

Morel, J., Ordnung und Freiheit. Die soziologische Perspektive. Innsbruck 1986.

Morel, J., Grundkurs der Soziologie. Innsbruck 1991.

Pacher, M., Ein Sprung in's kalte Wasser. Aneignung von fachlichen Qualifikationen, klinikinternen Normen und ärztlichen Werthaltungen während der Turnus- und Facharztausbildung an einer Universitätsklinik. Unveröffentlichte Dissertation, Innsbruck 1990.

Ridder, P., Tod und Technik: Sozialer Wandel in der Medizin, in: Soziale Welt 34 (1983) 110–119.

Roede, H., Befrager und Befragte. Probleme der Durchführung des Soziologischen Interviews. Berlin 1968.

Siegrist, J., Medizinische Soziologie. München 1988.

Scheuch, E.K., Das Interview in der Sozialforschung in: Handbuch der Empirischen Sozialforschung. König, R. (Hrsg.). Stuttgart 1967, 136–196.

Virt, G., Die Bedeutung christlicher Moralvorstellungen im Rahmen der Medizinethik, in: Kampits, P. (Hrsg.) Medizin, Ethik, Recht II. Hg. Kampits, P., 1995, 37–47.

Weber, M., Wirtschaft und Gesellschaft. Grundriß der verstehenden Soziologie. 1. Halbband, Tübingen 1956.

Sachverzeichnis

Springer-Verlag und Umwelt

Als internationaler wissenschaftlicher Verlag sind wir uns unserer besonderen Verpflichtung der Umwelt gegenüber bewußt und beziehen umweltorientierte Grundsätze in Unternehmensentscheidungen mit ein.

Von unseren Geschäftspartnern (Druckereien, Papierfabriken, Verpackungsherstellern usw.) verlangen wir, daß sie sowohl beim Herstellungsprozeß selbst als auch beim Einsatz der zur Verwendung kommenden Materialien ökologische Gesichtspunkte berücksichtigen.

Das für dieses Buch verwendete Papier ist aus chlorfrei hergestelltem Zellstoff gefertigt und im pH-Wert neutral.

GPSR Compliance

The European Union's (EU) General Product Safety Regulation (GPSR) is a set of rules that requires consumer products to be safe and our obligations to ensure this.

If you have any concerns about our products, you can contact us on ProductSafety@springernature.com

In case Publisher is established outside the EU, the EU authorized representative is:

Springer Nature Customer Service Center GmbH
Europaplatz 3
69115 Heidelberg, Germany

Batch number: 10815964

Printed by Printforce, the Netherlands